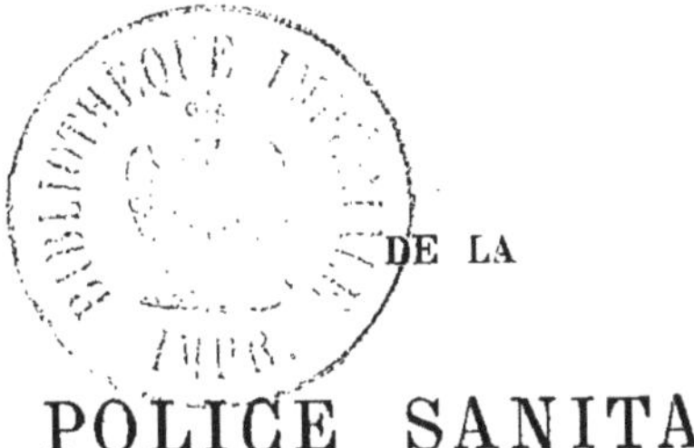

DE LA

POLICE SANITAIRE

DES MALADIES VÉNÉRIENNES

Lyon. — Typ. d'Aimé Vingtrinier.

DE LA

POLICE SANITAIRE

ET DE

L'ASSISTANCE PUBLIQUE

DANS LEURS RAPPORTS AVEC L'EXTINCTION
DES MALADIES VÉNÉRIENNES

PAR

J. GARIN,

MÉDECIN DE L'HÔTEL-DIEU DE LYON,
MEMBRE DE LA SOCIÉTÉ IMPÉRIALE DE MÉDECINE.

(Rapport présenté à la Société impériale de médecine de Lyon).

PARIS
VICTOR MASSON ET FILS
PLACE DE L'ÉCOLE DE MÉDECINE.

MDCCCLXVI

La prophylaxie des maladies vénériennes est une question d'hygiène qui devrait davantage fixer l'attention publique. Nous ne sommes plus au temps où, sous prétexte de morale, il était permis de se désintéresser de ces maladies, en les regardant comme la juste punition de ceux qui s'y exposent. Près de cinquante mille hommes de nos troupes de terre et de mer sont annuellement atteints par la contagion, et la population de nos grandes villes paye un énorme tribut à la syphilis. C'est par millions de journées qu'il faut compter le temps que cette maladie enlève à la production ; c'est par millions de francs qu'il faut compter aussi ce qu'elle coûte aux hôpitaux. Tant de misères pour l'humanité, tant de pertes pour la richesse sociale ont de quoi émouvoir les économistes ; elles ne sauraient trouver les moralistes indifférents.

Les innocents, d'ailleurs, payent souvent pour les coupables. Que d'honnêtes femmes infectées par leurs maris ; que d'enfants conçus dans la souillure et tarés dès la naissance ; que de nourrices contaminées par des nouveau-nés malsains ; que d'enfants, enfin, qui donnent ou reçoivent, avec la vaccine, le plus odieux poison ! Qui ne sait encore que, dans certaines industries où la bouche intervient, comme dans le soufflage du verre, de braves ouvriers peuvent, au milieu d'un rude labeur, contracter un mal immonde, fruit habituel de la débauche, et de l'atelier le rapporter dans leur ménage ? N'y eût-il pas d'autres victimes de l'horrible fléau, que la science, d'accord en cela avec la morale, devrait pourvoir à la sauvegarde de cette foule de vénériens si exempts de reproche, si dignes de pitié.

Mais la syphilis, altérant les sources mêmes de la vie, porte à l'espèce humaine le plus grave préjudice. Non seulement elle diminue l'essor de la population, par les causes de stérilité qui sont en elle, mais, peu à peu et sourdement, elle ôte à la race sa vigueur, en communiquant aux êtres, dont elle vicie l'origine, un principe de déchéance et de ruine qui se transmet de génération en génération. Nul doute que la syphilis n'entre pour une part considérable dans cet amoindrissement de l'homme, que le recrutement militaire constate chaque année, surtout dans les classes populaires des grands centres manufacturiers de la France.

Ces considérations sommaires font voir de quelle importance est le sujet de cet opuscule. Bien que traitée en vue d'un intérêt local, la question d'hygiène publique dont il s'agit n'intéresse pas moins la société tout entière. Les maladies vénériennes sont, en effet, partout les mêmes ; partout elles constituent, pour l'individu comme pour l'espèce, un danger permanent. Il est donc utile de propager partout les meilleurs moyens de reconnaître ce danger, de le conjurer ou de le combattre ; et c'est là tout le but de ce travail.

La Société impériale de médecine de Lyon, en demandant à une Commission spéciale si les maladies vénériennes étaient en progrès dans notre ville, et si les secours organisés pour prévenir ou guérir ces maladies répondaient aux besoins de la population, a fourni elle-même la matière de ce mémoire; et puisque cette Compagnie savante a bien voulu approuver cet ouvrage et en adopter les conclusions, c'est avec la recommandation dont il s'honore le plus, que l'auteur le présente au public.

Lyon, 24 juillet 1866.

DE LA

POLICE SANITAIRE

ET DE

L'ASSISTANCE PUBLIQUE

DANS LEURS RAPPORTS AVEC L'EXTINCTION

DES MALADIES VÉNÉRIENNES

A LYON

Objet du Rapport.

Dans sa séance du 19 juin 1865, la Société impériale de médecine a nommé une Commission chargée d'examiner si, à Lyon, comme on l'avait soutenu devant elle, les maladies vénériennes augmentaient de nombre et de gravité, et si les secours publics organisés dans notre ville, pour prévenir et combattre ces maladies, répondaient aux besoins de la population et aux progrès de la science.

Cette Commission vient aujourd'hui, Messieurs, vous apporter le résultat de ses recherches (1).

Historique de la question.

De tout temps on a regardé la prostitution publique comme la cause principale des maladies vénériennes, et

(1) Rapport présenté, le 5 mars 1866, à la Société impériale de médecine de Lyon, au nom d'une Commission composée de MM. Gubian père, Diday, Potton, Rodet, Rollet et Garin, rapporteur.

l'on s'est occupé d'obvier aux conséquences funestes de cette plaie sociale. Nous ne citerons pas ici tous les auteurs qui ont écrit sur ce point, la liste en serait trop longue; leurs noms, d'ailleurs, reviendront assez souvent dans ce rapport pour combler cette lacune. Mais nous ne saurions de même passer sous silence, au début de ce travail, les écrivains qui furent ou sont encore nos collègues, et qui nous ont ouvert la voie.

Chapeau demande la création d'un hôpital pour les vénériens.

C'est ainsi que Chapeau, dans un mémoire tout empreint de sa droite nature et de son bouillant caractère, a signalé le premier, en 1822, la fréquence des maladies vénériennes à Lyon, et les moyens d'y remédier (1). Il prétend qu'un quart de la population ouvrière était infecté de ces maladies. Avec une généreuse énergie, il apostrophe et dénonce à la vindicte publique les charlatans qui, par de fallacieuses promesses, trompent le peuple, et lui inspirent, sur la syphilis, une dangereuse sécurité. Il se plaint du manque de secours gratuits et fait à l'Antiquaille son procès dans les formes; il l'appelle un *odieux hospice*; il adjure l'Administration avec instance, et demande sans retard la création d'un nouvel hôpital de vénériens, dont il donne lui-même le plan. Chapeau, bien qu'il méritât un meilleur accueil, ne fut pas écouté.

Sainte-Marie blâme le service sanitaire.

Plus tard, en 1829, Sainte-Marie consacre un chapitre de sa *Police médicale* à la prostitution et à la visite des filles publiques (2). Il trace un sombre tableau de la dé-

(1) Chapeau. *Mémoire sur la fréquence des maladies vénériennes à Lyon et sur les moyens de la prévenir*. Lyon, 1822.

(2) Etienne Sainte-Marie. *Lectures relatives à la police médicale faites au Conseil de salubrité de Lyon*. Paris, 1829. p. 55.

bauche à Lyon, et accuse sa ville natale d'être une des villes les plus corrompues de l'Europe. La propagation des maladies vénériennes est, à ses yeux, la suite obligée d'un service sanitaire mal fait; mais, sans insister sur les réformes devenues nécessaires, il se borne à blâmer avec raison des visites trop éloignées pour être efficaces, et à reprocher aux médecins inspecteurs qui négligent l'examen de la bouche, de se priver d'un important élément de diagnostic.

Lusterbourg réclame l'emploi du spéculum.

Lusterbourg traita le même sujet en 1835, et recommanda particulièrement l'usage du spéculum, dans l'examen des maladies vénériennes (1). Nous verrons plus tard quelle est au juste, pour ce genre d'exploration, la portée sémiotique de cet instrument.

La Société de médecine met la question au concours.

Ces divers écrits, d'un grand mérite sans doute, mais incomplets, ne donnèrent à la Société de médecine qu'une satisfaction relative. Pour elle, la fréquence de la syphilis à Lyon, dans ses rapports avec le régime de la prostitution publique, était toujours une question à l'étude, et c'est dans cette pensée qu'en 1839, elle mit ce sujet au concours.

M. Potton obtient le prix. Caractère de son mémoire.

Est-il besoin de nommer devant vous, Messieurs, l'auteur qui obtint le prix, et qui, dans la Commission dont le travail vous est actuellement présenté, a été l'un de nos collaborateurs les plus compétents? Sans blesser la modestie de ce savant collègue, ce ne sera que justice de regarder

(1) Lusterbourg. *Rapport fait au Conseil de salubrité sur les moyens d'améliorer le service sanitaire des filles publiques.* Lyon, 1835.

son mémoire sur la prostitution dans la ville de Lyon (1) comme un véritable traité, où le sujet est examiné sous les points de vue les plus divers. S'inspirant à la fois des immenses travaux de Parent-Duchâtelet et de ses propres recherches, M. Potton a fait de la prostitution et du service sanitaire, il y a vingt-cinq ans, une peinture achevée, mais qu'on a tort de faire repasser sous nos yeux, après un quart de siècle, comme l'image toujours fidèle des mœurs et des institutions de nos jours. Disons-le néanmoins, à la louange de notre collègue, tout en peignant les hommes et les choses de son temps, sous des traits que nous avons quelque peine à reconnaître aujourd'hui, il a si bien devancé son époque et la nôtre par ses vues pratiques sur la prophylaxie vénérienne, que si l'on avait réalisé seulement une partie des améliorations qu'il propose, nous n'aurions pas à répéter aujourd'hui les sages conseils qu'on lui doit (2).

M. Diday ; ses écrits sur la prophylaxie des maladies vénériennes.

Le mémoire sur la prostitution dans la ville de Lyon, couronné par la Société de médecine, semblait avoir épuisé la matière. Du moins, pendant dix ans, votre Compagnie, Messieurs, n'eut pas à s'occuper de ce sujet. Mais elle y fut bien vite rappelée le jour où votre Secrétaire général, avec sa verve accoutumée, vint, en 1849, et plus tard,

(1) Potton. *De la prostitution et de la syphilis dans les grandes villes, dans la ville de Lyon en particulier.* Lyon, 1842.

(2) Voir du même auteur : *De la prostitution dans la ville de Lyon* ; article du supplément à l'ouvrage de Parent-Duchâtelet. — T. II, p. 436. Paris, 1857.

en 1858 (1), développer devant vous les prolégomènes d'une nouvelle pornographie lyonnaise.

Ce jour-là, il lui fallut tout son esprit, toute la dextérité de sa plume légère, toutes les ressources de son ingénieux talent, pour vous faire parcourir, sans trop sourciller, les périlleux détails d'une question si scabreuse. Il vous souvient encore, je n'en puis douter, de ces règles de préservation personnelle que, jusque dans le plus secret du boudoir, notre intrépide confrère donne à un jeune disciple d'Epicure, et quel appui, quel secours, praticien consommé, il tend à celui qu'il veut affranchir du danger imminent d'une inoculation imprudemment affrontée! En formulant ces préceptes d'une nudité si difficile à couvrir, en inventant, pour le plaisir des sens, des sauvegardes dont Restif de la Bretonne eût doté son Parthénion imaginaire, notre collègue a dû, plus d'une fois, s'encourager à l'œuvre par cette forte pensée du médecin légiste le plus connu de notre temps « qu'aucune misère physique ou morale, si « corrompue qu'elle soit, ne doit effrayer celui qui s'est « voué à la science de l'homme; et que le ministère sacré « du médecin, en l'obligeant à tout voir, à tout connaître, « lui permet aussi de tout dire (2). »

(1) Diday. *Gazette médicale de Lyon*, 15 janvier 1849 : *Des mesures sanitaires à prendre pour empêcher les hommes de transmettre la syphilis.*

Exposition critique et pratique des nouvelles doctrines sur la syphilis, suivie d'une étude sur de nouveaux moyens préservatifs des maladies vénériennes. Lyon, 1858.

(2) Tardieu. *Étude médico-légale sur les attentats aux mœurs*, p. 7. Paris, 1858.

Mais la prophylaxie a souvent pour but de préserver des victimes plus innocentes, et aussi plus dignes d'intérêt que les habitués de la débauche.

M. Rollet; ses recherches sur l'infection des enfants, des nourrices et des verriers.

En appelant votre attention sur la transmissibilité des accidents secondaires de la syphilis, un de nos syphilographes les plus en renom, M. Rollet, vous a décrit les conséquences funestes que peuvent avoir, suivant le cas, la vaccine pour les enfants, l'allaitement pour les nourrices, et l'usage en commun de certains instruments à bouche pour un grand nombre d'ouvriers (1). Les moyens de prévenir ces accidents si graves et si immérités ont été de la part de notre éminent collègue, et après lui, de MM. Viennois et Chassagny (2), l'objet de recherches profondes ou ingénieuses dont nous aurons à tenir grand compte dans ce rapport.

Reproches faits au service des mœurs.

Cependant, au milieu des réformes réclamées par l'expérience, comme au travers des conseils de l'hygiène intime, chacun des médecins dont nous venons de rappeler les travaux, avait adressé à l'administration de la police sanitaire et même au personnel médical de ce service public des reproches sévères. Profitant de nos discussions sur divers modes de propagation de la syphilis et sur cer-

(1) Rollet. *Études cliniques sur le chancre produit par la contagion de la syphilis secondaire et spécialement sur le chancre du mamelon et de la bouche.* (*Arch. génér. de méd.*, fév. et mars 1859.)

(2) Viennois. *De la syphilis transmise par la vaccination.* (*Arch. gén. de méd.*, 1860.) — *De la syphilis contractée par les ouvriers verriers dans l'exercice de leur profession ; Prophylaxie.* (Congrès méd.-chirurg. de Rouen, 1863.)

tains préservatifs à mettre en usage (1), nos spécialistes les plus distingués nous avaient plus d'une fois signalé les imperfections et les besoins du *service des mœurs*. Mais avec une réserve qui peut-être aujourd'hui vous paraîtra sage, vous vous bornâtes toujours à enregistrer ces plaintes dans vos procès-verbaux, laissant à l'administration supérieure le soin et le temps de perfectionner son œuvre.

M. Pétrequin reproduit et aggrave ces reproches.

Il n'en devait pas être de même l'année dernière. Dans une intéressante lecture que M. Pétrequin vous fit sur la topographie et la statistique de Lyon (2), ce savant collègue a reproduit avec plus d'insistance les reproches d'incurie dont le régime de la prostitution, à Lyon, avait été plusieurs fois l'objet. Se faisant l'interprète des plaintes et des récriminations presque officielles d'un médecin militaire haut placé (3), il a cité devant vous, à l'appui de son blâme, des faits qui, s'ils étaient exacts, mettraient Lyon, pour la police sanitaire, au rang des villes les plus maltraitées de l'empire.

« Nulle part, a dit notre honorable collègue, nulle part

(1) A. Rodet. *Des mesures d'hygiène publique qui doivent être conseillées à l'Autorité pour empêcher la propagation du virus syphilitique*. Lyon, 1861.

(2) Pétrequin. *Nouvelles recherches sur la topographie médicale et la statistique de Lyon, pour servir à l'histoire de l'hygiène publique dans les grandes villes, avec des études comparatives sur les climats du midi*. Lyon, 1865.

(3) Marmy. *Topographie et statistique médicales du département du Rhône et de la ville de Lyon*. Ouvrage manuscrit couronné par l'Académie des sciences, belles-lettres et arts de Lyon, et encouragé par une souscription du Conseil général du Rhône.

« la prostitution ne s'exerce plus librement qu'à Lyon ; « l'Administration laisse faire. Les visites sont illusoires « et vexatoires ; elles ne remédient à rien. Les hommes de « bien sont sans énergie et restent au-dessous de leur « tâche. De hautes influences paralysent les meilleures « volontés ; les agents, détournés de leurs devoirs, font ce « qu'on veut. Irrégularité des visites, absence d'impulsion, « inertie de l'Autorité, voilà, conclut-il avec M. Marmy, le « résumé des mesures de police employées à Lyon pour « conjurer la syphilis qui partout coule à plein bord. »

Telle est en raccourci, Messieurs, l'accusation excessive qu'on a fait peser sur l'Administration, et pour justifier ces attaques, on a parlé de subornation, d'agents entraînés à des tolérances coupables, de démission de médecins sanitaires dégoûtés du bien qu'ils ne pouvaient plus accomplir, enfin, de l'accroissement rapide des maladies vénériennes dans l'armée de Lyon.

La Société de médecine nomme une Commission pour examiner de nouveau la question.

Une pareille accusation qui, avant d'être livrée à la publicité, avait reçu, dans le sein de la Société de médecine et devant l'Académie, la double sanction d'un sérieux patronage, ne pouvait rester sans contrôle. Il était urgent d'examiner de nouveau cette grande question d'hygiène publique, et il n'appartenait à personne plus qu'à votre savante Compagnie de la résoudre, et d'indiquer à l'Autorité supérieure, s'il y avait lieu, les mesures à prendre pour limiter un péril si formellement dénoncé, et, autant que possible, pour l'éteindre jusque dans son foyer principal.

Travaux préparatoires de la Commission.

C'est sur ces données que votre Commission a entrepris sa tâche. Excitée par le but important que vous lui aviez assigné, elle n'a rien négligé pour l'atteindre. Réunions répétées de ses membres, discussion approfondie des vues de chacun d'eux, renseignements recueillis de toutes parts, conférences avec les chefs de l'administration sanitaire, correspondance avec les médecins les plus capables de l'éclairer, votre Commission a usé de tous les moyens d'investigation qui étaient en son pouvoir ; et si elle énumère, en ce moment, les ressources que de près et de loin elle a dû rassembler, c'est moins pour s'assurer votre bienveillance, que pour excuser la lenteur de son travail.

But exclusivement hygiénique de cette étude.

Nous n'avons pas à faire ici, Messieurs, l'histoire complète de la prostitution publique.

Ce fléau social, si souvent décrit, peut changer d'aspect; il ne change ni de cause ni de nature ; et pendant que le philanthrope s'applique à le rendre de moins en moins funeste à la santé du peuple, le philosophe constate à regret qu'il est toujours aussi pernicieux à ses mœurs. Laissant donc dans l'ombre ce vice de toute civilisation, que le moraliste est forcé de subir comme une incurable souillure de l'humanité, voyons, mais seulement au point de vue médical, comment l'hygiéniste parvient, chaque jour, à assainir de plus en plus la source de tant de maux.

Des maladies vénériennes en général.

Les maladies vénériennes, seul côté de la prostitution que nous ayons en vue, se distinguent, par leur gravité, en deux groupes principaux : celui des maladies simplement *locales* qui, sans grand péril pour l'individu, parcourent toutes leurs phases dans le lieu même de leur origine, comme la blennorrhagie, le bubon et le chancre simple ; et celui des maladies *générales*, constituées uniquement par la syphilis et ses dérivés, dont le germe, déposé d'abord dans un point très-circonscrit de l'organisme, passe ensuite dans le sang, infecte toute l'économie, et se transmet par la génération en des formes variées.

Leurs caractères distinctifs importent peu au sujet du rapport.

Quelle que soit l'importance de bien discerner les unes des autres ces maladies si différentes, quand il s'agit de les guérir ou d'en prévenir les conséquences, il n'est pas nécessaire, pour ce qui va suivre, d'avoir toujours présente à l'esprit cette distinction. Dans leurs rapports avec l'hygiène publique, les maladies vénériennes contribuent toutes à caractériser l'état sanitaire d'un pays; elles relèvent toutes des mêmes moyens généraux destinés à prévenir leur propagation; toutes enfin réclament, sinon le même traitement, du moins la même coopération des secours publics. Aussi, soit que nous demandions à la statistique des renseignements sur le degré de salubrité spéciale de notre ville, soit que nous examinions les mesures préventives dont se compose la police sanitaire, soit enfin que nous exposions les ressources de l'assistance hospitalière pour l'extinction des maladies vénériennes, nous considérerons ces maladies dans leur ensemble, comme un tout auquel s'appliqueront également nos remarques. Pour exprimer ce tout, nous emploierons même quelquefois indifféremment les expressions de syphilis et de maladies vénériennes : le sens général empêchera la confusion, et cette latitude préviendra des répétitions fatigantes. Mais toujours préoccupés de l'énorme gravité de la syphilis, nous aurons soin d'insister, suivant le cas, dans les trois parties de ce rapport, sur certains modes de transmission de cette redoutable maladie, et sur les mesures particulières de préservation qu'elle exige.

PREMIÈRE PARTIE.

ETAT SANITAIRE DE LYON SOUS LE RAPPORT DES MALADIES VÉNÉRIENNES. — VALEUR DES STATISTIQUES.

Et d'abord, quel est l'état sanitaire de notre ville sous le rapport des maladies vénériennes? Quelle est la part de la prostitution publique dans la production de ces maladies? Quelles sont les autres causes de leur propagation?

De l'état sanitaire de Lyon.

En apparence, rien de plus simple que de répondre à ces questions; en réalité, rien de plus difficile.

On a bientôt dit que Lyon, comme toutes les villes de grandes manufactures et comme toutes les villes de guerre, est une sentine de corruption ; que, renfermant une armée nombreuse et une population ouvrière plus nombreuse encore, la syphilis ne peut manquer de s'y répandre sous toutes les formes et de s'y multiplier à l'infini. Mais quand à la place des mots, on veut mettre des chiffres, quand, en défiance d'une appréciation générale trop absolue, on veut juger par comparaison et se rendre compte de la salubrité relative de notre ville, alors arrivent les difficultés de tous

Idée vague qu'on s'en fait généralement.

genres, et même, avec les chiffres, des erreurs possibles; « car, dit Parent-Duchâtelet, c'est une vérité devenue tri- « viale que la statistique a aussi ses illusions et ses mi- « rages, et que les chiffres, si positifs qu'ils soient, n'ont « pas toujours la signification qu'ils semblent avoir. »

Statistique des maladies vénériennes. Sa valeur :

Si, pendant une certaine période, la population lyonnaise était soumise à des influences ordinaires, et si le nombre des malades annuellement atteints d'affections vénériennes était exactement connu, le rapport du chiffre de la population avec le chiffre des malades serait l'expression numérique de l'état sanitaire. Malheureusement les deux termes de cette comparaison nous échappent. Des influences nombreuses font varier dans le peuple la production des maladies vénériennes; les temps de misère ou d'épidémie, le passage des troupes ou l'importance des garnisons agissent sur l'extension de la débauche, et sont autant de causes qui peuvent augmenter le nombre des maladies vénériennes. Ce nombre même change sans cesse par le mouvement de la population, et il est, d'ailleurs, insaisissable dans son ensemble. Il est donc impossible de fixer, même approximativement, le rapport numérique des maladies vénériennes avec la population.

1° Pour la population générale;

Mais, sans aspirer à des résultats si rigoureux, ne serait-il pas permis d'arriver à des conclusions satisfaisantes, touchant notre état sanitaire, en ne tenant compte que d'un seul élément de statistique, le nombre avéré des malades vénériens qui, chaque année, viennent réclamer les secours publics de nos hôpitaux et de nos dispensaires? Ici encore, il faut faire nos réserves.

2° Pour les malades des hôpitaux et des dispensaires;

Si l'hospice de l'Antiquaille était depuis de longues années largement et librement ouvert aux vénériens des deux sexes, nul doute que la somme des entrées annuelles ne donnât sur l'état sanitaire de la population lyonnaise des renseignements approximatifs, dont on pourrait se contenter. L'accroissement ou la diminution des malades indiquerait l'état général correspondant des affections vénériennes à Lyon. Mais, de tout temps, l'hospice de l'Antiquaille a été un asile simplement communal, trop étroit pour les malades dont nous nous occupons (1*). Qu'était-ce, en effet, pour d'innombrables malheureux, que le chiffre de 60 lits dont plus d'un tiers était réservé aux payants ? et c'était là, jusqu'en 1842, tout ce que l'Assistance publique pouvait offrir aux victimes de la syphilis. Que seraient même aujourd'hui 300 lits environ pour la circonscription lyonnaise toute entière, si beaucoup de malades des deux sexes n'étaient retenus hors de l'Antiquaille par la répulsion que cet hôpital inspire ? Et pourtant ces lits sont toujours occupés. Aussi, par sa disproportion avec les besoins généraux actuels, notre hospice des vénériens ne saurait fournir des éléments à une juste appréciation de l'état sanitaire de notre ville.

Quant aux malades qui, plusieurs fois par semaine, vont aux consultations gratuites de l'Antiquaille ou du Dispensaire spécial, leur nombre, au lieu d'augmenter, reste stationnaire, si même il n'est en véritable diminution. C'est déjà une première raison de penser que la syphilis, à

* Ces chiffres renvoient aux notes explicatives de la fin du Rapport.

Lyon, loin de se multiplier, tend plutôt à décroître. Mais nous avons besoin d'un contrôle plus précis.

3° Pour la prostitution publique.

La prostitution étant la cause la plus fréquente des maladies vénériennes, on pourrait croire que le nombre de ces maladies est inévitablement en rapport direct avec le nombre des prostituées. Cette proposition, qui est incontestable si on l'applique à l'ensemble des femmes que la débauche fait vivre, cesse de l'être dès qu'on la restreint à la catégorie de celles qui se livrent à la prostitution avec l'assentiment et sous la surveillance de la police. On peut même dire que l'état sanitaire d'une ville, sous le rapport des maladies vénériennes, est d'autant moins fâcheux, qu'il y a dans cette ville plus de prostituées soumises et bien surveillées.

Le nombre des prostituées ne donne pas la mesure de l'état sanitaire d'une ville.

En effet, le nombre officiel des prostituées inscrites peut augmenter beaucoup, sans indiquer ni une plus grande dépravation des mœurs ni une plus grande contagion de la syphilis. Cela dépend des vues de l'Administration et de l'exécution de ses règlements. Quand la main de la police s'appesantit sur la prostitution clandestine et force les filles insoumises à entrer dans le rang des filles qui obéissent aux règlements, l'état sanitaire de la population gagne tout le terrain que la syphilis perd dans le camp où elle n'est pas surveillée. De même, lorsque par des vues admitratives contestables et contestées, la police exerce sur la prostitution clandestine une presse moins rigoureuse, ou lorsque pour diminuer le nombre des maisons de tolérance elle laisse augmenter le nombre des filles isolées, la surveillance immédiate de la prostitution devenant moins facile, l'état sanitaire ne manque pas de s'en ressentir.

Ces fluctuations du chiffre officiel des prostituées, par les causes que nous venons de dire, ont été assez fréquentes à Lyon, comme dans d'autres grandes villes. Alors la prostitution n'augmente ou ne diminue qu'en apparence; en réalité, elle se déplace seulement, sans qu'on en puisse rien conclure pour l'état moral ou sanitaire de la cité (2).

Du reste, à ne considérer que la prostitution tolérée, le nombre des femmes qui l'exercent varie sans cesse par des causes étrangères à l'action administrative; le caractère mobile et nomade des prostituées imprime au chiffre de cette population particulière un mouvement très-variable, qu'augmentent encore les alternatives de trouble ou de tranquillité politique, de prospérité ou de chômage commercial. Tous ces motifs expliquent comment le recensement de la prostitution inscrite, qui peut ainsi changer d'année en année, ne correspond pas toujours à des changements analogues dans la santé publique.

L'état sanitaire des filles publiques répond-il à celui de la population ?

Le dénombrement absolu des prostituées ne servant pas à apprécier avec exactitude l'état sanitaire de la population générale, peut-on espérer davantage de la statistique appliquée à l'état sanitaire des prostituées elles-mêmes? Si des recherches numériques bien faites existaient dans les bureaux de l'Administration, il serait certainement facile de connaître la proportion du nombre annuel des prostituées malades avec le nombre moyen des prostituées en exercice. Mais, outre qu'elle n'existe pas, cette statistique ne pourrait fournir que des données variables et uniquement relatives à la prostitution, mais non les éléments d'une appréciation de la santé publique. En effet, le nombre des prostituées reconnues malades ne varie pas seulement selon le degré de la propagation des maladies vénériennes ; il varie encore avec la fréquence et la sévérité des visites. Sous un régime sanitaire parfait, le nombre annuel des prostituées malades, comparé au nombre moyen des prostituées inscrites, ferait connaître d'une manière exacte la situation morbide de la prostitution ; mais cette comparaison, permettant tout au plus de présumer la situation de la population entière, sous ce même rapport, ne pourrait l'asseoir d'une manière rigoureuse ; car, la prostitution surveillée n'est point le foyer unique d'où sortent les maladies vénériennes. La prostitution clandestine, à tous les degrés, répand dans la population, avec une activité impossible à calculer, des germes de contagion qui se développent dans l'ombre et se propagent sans que la surveillance la plus zélée en puisse toujours arrêter les progrès. Cet élément caché d'infection, qui échappe le plus souvent à tout contrôle, n'entre pas moins dans la composition de l'état sanitaire général ; mais la statistique l'ignore et n'en peut tenir compte (**3**).

Idée de M. Jeannel sur la statistique des hôpitaux militaires, comme moyen d'apprécier l'état sanitaire des grandes villes.

Ainsi, Messieurs, ce problème de l'état sanitaire de notre ville, sous le rapport des maladies vénériennes, ne peut trouver sa solution ni dans la statistique générale de la population, ni dans la statistique particulière de la prostitution publique ; l'une est impossible, l'autre est illusoire. Aussi, cettre première question que votre Commission avait à résoudre, *la syphilis est-elle en progrès à Lyon ?* manque d'éléments satisfaisants, dans le milieu où l'on pouvait croire qu'il serait plus facile de les trouver. La difficulté serait même insurmontable si un médecin distingué de Bordeaux, M. Jeannel, qui a traité avec un grand talent le même sujet, n'avait démontré que l'état sanitaire de la garnison des grandes villes, au point de vue de la syphilis, était en petit la représentation la plus exacte, le miroir le plus fidèle de l'état sanitaire de la population toute entière. « Les militaires d'une garnison, dit cet ha-« bile statisticien, offrent les conditions les plus favorables « pour l'étude de la marche d'une maladie épidémique et « contagieuse, comme la syphilis. Ils ont toujours le « même âge et le même tempérament moyen ; ils sont « tous soumis aux mêmes influences hygiéniques, et for-« ment un milieu admirablement préparé pour les com-« paraisons médicales, soit entre différentes époques, soit « entre différentes localités (1). » D'un autre côté, les militaires contractent plus particulièrement leurs maladies dans les bas-fonds de la population, où la prostitution clandestine règne sans partage. Par là, ils nous font connaître l'action d'une cause d'infection générale difficile à apprécier ailleurs. Et, comme il est aussi simple de déterminer le nombre moyen des soldats d'une garnison que le nombre des malades entrés à l'hôpital, il est toujours possible de préciser le rapport exact du nombre des militaires infectés avec le chiffre moyen de l'effectif, rapport qui fournit sur l'état sanitaire, non-seulement de la garnison, mais même de l'ensemble de la population, des indications assez sûres pour former une conviction. Il est clair, en effet, que plus la garnison d'une ville sera infectée, plus cette ville devra l'être elle-même ; et c'est ainsi que, toutes

(1) Jeannel. *De la prostitution publique.* In-8. Paris, 1863, p. 258.

proportions gardées, l'état sanitaire de chaque garnison pourra servir à mesurer et à comparer entre elles, sous le rapport des maladies vénériennes, les grandes villes d'un même pays.

C'est en se fondant sur cette donnée mise par lui dans tout son jour, que M. Jeannel a établi une statistique comparée de l'état sanitaire de la plupart des grandes villes de la France et de l'Algérie.

Application de cette donnée à la ville de Lyon.

Malheureusement pour nous, Messieurs, Lyon occupe dans l'échelle une place des plus défavorables. A en croire les renseignements fournis à M. Jeannel, par M. Marmy, médecin en chef de l'hôpital militaire des Colinettes, Lyon était, en 1860, la ville qui, après Nancy et Alger, avait le plus à souffrir des maladies vénériennes. Ainsi, pendant que la garnison de Paris ne comptait environ que 3 vénériens pour 100 hommes d'effectif, Strasbourg et Metz 6, Toulouse 8, Rennes 9, Bordeaux 10, Lille 11, Marseille 13, Lyon présentait la proportion plus considérable de 16 malades vénériens par 100 hommes de garnison (1). Si elle était régulièrement acquise, cette proportion affligeante justifierait trop bien les reproches faits à l'état sanitaire de notre ville par M. Marmy et par ceux de nos collègues qui, sur ses appréciations, ont répété son blâme. Voyons donc si les appréciations fâcheuses de cet honorable médecin sont fondées.

Erreur de M. Marmy.

Les calculs de M. Marmy établissent, il est vrai, que pour les trois années 1858, 1859, 1860, l'effectif moyen de la garnison de Lyon, étant de 15,000 hommes, le nombre total des vénériens entrés à l'hôpital a été successivement de 2041, 2383, 2448; ce qui, en chiffres ronds, porte la proportion des malades à 13 et à 16 % de l'effectif. Mais une première observation ruine par la base la déduction de notre savant confrère ; le chiffre invariable de 15,000 hommes assigné à la garnison de Lyon, pendant les trois années dont il s'agit, est erroné. Les indications positives et officielles que nous devons à l'obligeance de M. le sous-intendant militaire Geoffroy, font voir qu'à cette époque la garnison de Lyon n'a jamais compté moins de 20,000 hommes, et qu'elle était en 1860 de 20,158 hommes. Or, si M. Marmy s'est trompé d'un quart au moins sur l'effectif de nos troupes, il faut en conclure que la proportion assignée par lui pour les vénériens est d'un quart trop forte, ce qui, dans ses calculs, fait baisser à 10 et à 12 % le nombre proportionnel des malades. Dès-lors, Lyon, si mal classé d'abord, rentre dans la catégorie des villes similaires, Bordeaux et Marseille, par exemple (5).

Situation sanitaire de Lyon; amélioration rapide.

Malgré cette rectification importante, l'état sanitaire de notre ville, au moment où l'observait M. Marmy, ne laissait pas que d'être médiocrement satisfaisant. Disons tout de suite que les grands mouvements de troupes qui ont eu lieu après la campagne d'Italie, expliquent l'augmentation et l'aggravation des maladies vénériennes dont souffrit l'armée de Lyon à cette époque. Disons surtout que, depuis 1860 jusqu'à présent, la proportion des malades de notre garnison n'a cessé de décroître, comme le démontrent péremptoirement les statistiques de l'état-major de la place. Il résulte, en effet, de ces documents officiels que le nombre des vénériens militaires qui était, en 1860, de 12 %, a été successivement réduit pour les quatre années suivantes à 10, 8, 7 et 6 % ; de sorte qu'au lieu d'avoir, comme en 1860, 1 malade sur 8 soldats, on en a aujourd'hui seulement 1 sur 15 (5). Aussi, sous le rapport de la salubrité spéciale dont il s'agit, Lyon peut-il, dès à présent et non sans avantage, soutenir la comparaison avec les villes que leur système sanitaire perfectionné a le mieux assainies ; par exemple, Bordeaux et Bruxelles.

Comparaison sanitaire de Lyon :

1° Avec Bordeaux ;

A Bordeaux, en 1862, quatre ans après la réforme de son dispensaire, il y avait encore 116 vénériens sur 1,800 hommes de garnison, soit 6,44 pour 100 hommes d'effectif moyen (1) ; or, à Lyon, dans l'année 1864, sur 17,814 hommes de troupes, il y a eu 1,179 vénériens entrés dans nos deux hôpitaux militaires, c'est-à-dire 6,61 pour 100 (voy. statistique militaire), proportion à peu près la même qu'à Bordeaux, et que Lyon, sans réforme radicale, doit à deux années d'une plus grande surveillance administrative.

2° Avec Bruxelles ;

Quant à Bruxelles, c'est mieux encore. M. Marmy, il est vrai, affirme que la capitale de la Belgique, grâce à ses mesures sanitaires, jouit d'une immunité exceptionnelle et que la syphilis y est presque inconnue. Mais nous n'avons voulu accepter que sous bénéfice d'inventaire les assertions de notre honorable confrère de l'armée. Sans mettre en doute les améliorations du régime sanitaire de Bruxelles, nous avons cherché à nous rendre compte de l'exactitude des renseignements de M. Marmy, et voici à quoi nous sommes arrivés.

A Bruxelles, le régime sanitaire réformé fonctionne depuis 1844. Eh bien, dans cette ville, en 1860, dix-sept ans

(1) Jeannel, *loc. cit.*, p. 261.

après la réforme, sur un effectif moyen de 3,990 hommes de garnison, il y a eu 281 vénériens envoyés à l'hôpital, ce qui fait 7,04 sur 100 hommes d'effectif moyen (1) ; tandis qu'à Lyon, dans cette ville si décriée, la proportion des malades en 1864, sans réforme préalable, n'a été, nous venons de le voir, que de 6,61 pour 100, c'est-à-dire moindre que dans la cité modèle.

Que si l'on objectait que la comparaison n'est pas possible entre ces deux villes, parce qu'à Bruxelles tous les vénériens militaires, sans exception, sont traités à l'hôpital, tandis qu'à Lyon, un certain nombre de ces malades restent en traitement à la caserne, pour des cas légers, et n'entrent pas dans le dénombrement officiel, nous répondrions que cette différence, qui est d'un septième au plus dans les casernes, est compensée et au-delà par un sixième environ des vénériens des hôpitaux, composé des soldats de passage ou des militaires évacués, qui ne devraient pas faire partie du contingent statistique de Lyon.

Conclusion favorable pour Lyon.

Mais si, comme le prouvent les renseignements irrécusables qui précèdent, le nombre des vénériens de la garnison de Lyon a diminué de moitié, dans l'espace de cinq ans, ne faut-il pas en conclure que l'état sanitaire de notre ville s'est amélioré dans la même proportion et que les maladies vénériennes, loin de s'accroître et de s'aggraver parmi nous, vont, au contraire, en diminuant de nombre et de gravité ?

Ces conclusions, en faveur de notre état sanitaire, sont confirmées par les appréciations générales de tous les chefs de service chargés à Lyon du traitement des vénériens dans nos hôpitaux. C'est ainsi qu'à l'hospice de l'Antiquaille,

MM. Bonnaric et Gailleton, et dans les hôpitaux militaires, MM. Salleron, Marteneau de Cordoux et Marmy lui-même ont reconnu que, depuis plusieurs années, les affections vénériennes étaient devenues notablement moins fréquentes et surtout moins complexes ou moins graves.

Part de l'Administration dans le progrès de l'état sanitaire de Lyon.

En constatant devant vous, Messieurs, ces résultats satisfaisants, nous serions injustes si, pour une bonne part, nous n'en faisions remonter le mérite jusqu'à l'Administration municipale, qui a introduit dans le service sanitaire des améliorations de tout genre. Nous ferons connaître plus tard ces améliorations successives ; mais l'Administration a été trop souvent mise en cause, à propos de ce qui nous occupe, elle a été trop souvent l'objet d'un blâme maintenant immérité, pour que nous ne saisissions pas la première occasion qui nous est offerte de rendre hommage à ses récents efforts, et de reconnaître ses succès incontestables.

De la cause principale des maladies vénériennes dans l'armée.

Puisque l'état sanitaire de notre garnison, sous le rapport des maladies vénériennes, a été le principal argument de ceux qui, admettant la progression croissante de la syphilis, l'ont attribuée soit à un défaut de surveillance administrative, soit à l'insuffisance des visites sanitaires, quelques mots sur l'origine véritable du plus grand nombre des maladies vénériennes parmi nos troupes, ne seront pas ici déplacés.

Est-ce la prostitution publique régulière ? Non.

On considère avec raison la prostitution comme la principale cause d'infection où vont trop souvent puiser les militaires. Mais de quelle prostitution entend-on parler ? Si c'est de la prostitution reconnue et surveillée, soumise en un mot à la visite périodique des médecins de l'administration, nous pensons qu'on est dans une grande erreur, et que les reproches qu'à cette occasion on adresse au régime sanitaire de notre ville, manquent de base. En effet, ce n'est pas la prostitution tolérée et en quelque sorte légale qui est, dans l'armée, la cause du plus grand nombre des maladies vénériennes. A Lyon, les militaires fréquentent peu les maisons de tolérance ; ils en sont généralement écartés par un prix d'admission trop élevé. D'ailleurs, la plupart de ces maisons refusent de les recevoir pour éviter des visites bruyantes et souvent querelleuses. Ce n'est que dans les établissements du dernier ordre et chez les filles en chambre les moins relevées que les militaires ont droit d'asile. Encore n'usent-ils guère de ce droit, et surtout moins qu'ils ne le disent. Ce qui le prouve, c'est que les réclamations de l'État-major de la place, à propos des militaires infectés par des filles publiques, sont rarement confirmées par l'enquête du Bureau des mœurs. Cela vient de ce que le plus souvent, et à Lyon, on peut dire neuf fois sur dix, les soldats malades ne veulent pas ou ne peuvent pas déclarer l'origine réelle de leur mal qu'ils contractent habituellement, non dans les quelques maisons de tolérance qui leur sont ouvertes, ni auprès des filles *en carte* régulièrement visitées, mais avec des prostituées insoumises de la pire espèce, ou avec des femmes errantes qu'ils recrutent dans les lieux écartés et loin de toute surveillance. Cela est si vrai que l'article de l'arrêté ministériel qui exige de tout militaire vénérien la dénonciation de la femme qui l'a rendu malade, est à peu près tombé en désuétude, son application n'aboutissant presque jamais qu'à des déclarations fausses et à des démarches inutiles.

C'est la prostitution clandestine. Pourquoi?

C'est donc la prostitution clandestine qui est, à Lyon encore plus qu'ailleurs, la cause la plus ordinaire de la syphilis pour les soldats. Et comment en serait-il autrement dans une ville populeuse et ouvrière, où les chances de la misère ou du travail jettent souvent dans une prostitution accidentelle et temporaire un grand nombre de femmes, qui décuplent probablement, mais sans examen possible, le chiffre de la prostitution officielle? Du reste, les filles publiques inscrites sont rigoureusement visitées, comme nous le verrons, tous les dix jours. Dans cet intervalle et avec les soins de propreté généralement en usage chez les filles soumises, les maladies vénériennes n'ont le temps ni de faire de grands progrès, ni d'atteindre profondément beaucoup d'hommes.

Preuve par les résultats de la visite sanitaire.

Mais, dit-on, les visites sanitaires sont mal faites, et la syphilis, inaperçue dans son principe, grandit et se répand au loin. A quoi nous répondrons : si mal faites que soient les visites, si négligents qu'on suppose ceux qui les font, est-il admissible que des accidents vénériens encore à leur naissance et faiblement caractérisés, et, pour cette raison, ayant échappé une première fois à des yeux peu clairvoyants, soient de nouveau méconnus, quand l'âge du mal et ses progrès ont donné à ces accidents une forme et une évidence incontestables? Et, pour employer une figure, est-il possible que les médecins du Bureau des mœurs qui, si l'on veut, ont laissé passer sans les voir les petites étoiles, les nébuleuses de la syphilis, n'en reconnaissent pas au moins les astres de première grandeur? Mais non; ce sont précisément des accidents légers, des lésions en quelque sorte microscopiques qu'ils découvrent dans leurs visites ordinaires des filles soumises, car chez elles il n'en existe guère d'autres ; et si parfois ils arrêtent au passage quelques-unes de ces monstruosités qui n'apparaissent plus maintenant qu'à de rares intervalles, comme les mastodontes presque oubliés de la syphilis, c'est chez les vertueuses vagabondes de nos campagnes, c'est parmi les innocentes rôdeuses du camp de Sathonay ou les réfractaires du fossé d'enceinte qu'ils les retrouvent. La prostitution clandestine est seule capable de produire encore ces raretés qu'on montre avec orgueil dans les salles de l'hospice des Chazeaux, ces exubérantes merveilles de contagion que le musée Dupuytren expose en épouvantail aux yeux effrayés des visiteurs. Et c'est dans ce champ indéfiniment fécond de la prostitution de contrebande que les militaires vont presque toujours récolter ces fruits malsains, qu'ils prétendent ensuite avoir cueillis dans l'enclos mieux gardé de la prostitution régulière.

De la propagation des maladies vénériennes par l'armée.

C'est donc à la prostitution clandestine et sans contrôle, bien plus qu'à la prostitution avouée et soumise à la visite qu'il faut s'en prendre de la propagation des maladies vénériennes dans les rangs de notre armée. Mais, en retour ne serait-il pas juste d'accuser les soldats d'être les plus actifs propagateurs du mal qu'ils ont reçu ? Et n'est-il pas permis, à ce sujet, de demander pourquoi la visite sanitaire des troupes qui a lieu une seule fois par mois, ne serait pas plus fréquente? pourquoi les officiers non mariés, dont le tiers au moins, au dire des médecins militaires, est habituellement malade, ne seraient pas, eux aussi, assujétis à la visite, et le cas échéant, obligés de suivre un traitement à l'hôpital ? pourquoi, enfin, les affections blennorrhagiques sont traitées dans les infirmeries régimentaires, d'où sous-officiers et soldats, imparfaitement consignés, peuvent les colporter au-dehors?

Résumé de la première partie du Rapport.

Résumons en quelques mots, Messieurs, les recherches que nous venons de présenter sur l'état sanitaire de la ville de Lyon.

Nous avons vu que toutes les inductions de la statistique sont trompeuses. Soit qu'on prenne pour base l'appréciation générale et vague des maladies vénériennes dans leur rapport avec la population toute entière, soit qu'on suppute le nombre de ces affections relativement à la population restreinte mais essentiellement mobile des prostituées, soit enfin qu'on fonde ses calculs sur le nombre absolu des vénériens traités dans les hôpitaux, on arrive à des résultats souvent contradictoires et d'une signification facile à contester. Aussi, sommes-nous conduits à douter, non, certes! de la sincérité, mais de la valeur des statistiques publiées à diverses époques sur l'état sanitaire spécial de Lyon. Les conclusions qu'on a tirées de ces statistiques nous paraissent, pour la plupart, hasardeuses et prématurées. Avec M. Jeannel, de Bordeaux, nous pensons que l'état sanitaire des garnisons peut seul donner des renseignements suffisamment exacts sur le degré de salubrité ou d'infection syphilitique des grandes villes. Nous avons vu que, pour Lyon en particulier, cette donnée qui avait semblé d'abord si défavorable à notre ville, la plaçait au contraire dans des conditions moyennes de santé qui, depuis ces dernières années et grâce à la vigilance croissante de l'Administration, vont toujours en s'améliorant. Par ce seul fait, il nous a donc été permis de conclure que les reproches adressés à la police médicale de la prostitution, à Lyon, si tant est qu'ils aient été autrefois mérités, ne le sont certainement plus aujourd'hui. Enfin, recherchant quelle est la véritable origine, non-seulement du plus grand nombre des maladies vénériennes à Lyon, mais encore de ces maladies les plus graves, nous sommes arrivés à conclure que la prostitution clandestine, sur laquelle la police administrative seule peut étendre la main, en était la cause habituelle, et que c'est sur cette racine profonde et vivace de la syphilis qu'il fallait surtout porter la cognée.

Le chapitre suivant, sur l'organisation du service sanitaire, va nous faire connaître les moyens mis en œuvre pour prévenir les ravages de la syphilis ; nous verrons ensuite quels sont les secours publics établis pour les guérir.

DEUXIÈME PARTIE.

DES MOYENS EMPLOYÉS A LYON POUR EMPÊCHER LA PROPAGATION DES MALADIES VÉNÉRIENNES.

Division de la prophylaxie.

Lorsqu'on embrasse dans son ensemble la prophylaxie des maladies vénériennes, on voit que les moyens employés pour s'opposer au développement de ces maladies sont de deux sortes :

1° Les moyens *préventifs* d'ordre public, organisés par l'Administration des grandes villes ;

2° Les moyens *préservatifs* mis en usage par les individus, ou, à proprement parler, les recettes de la préservation personnelle.

§ I.

Des moyens préventifs organisés par l'Administration.

Double but de l'Administration

L'Administration publique lutte de deux manières contre le fléau redoutable qui naît des mauvaises mœurs. D'un côté, elle contient avec énergie les allures extérieures de la prostitution, seul foyer du mal qu'elle puisse atteindre; de l'autre, elle soumet les prostituées à une inspection périodique, qui sert à diminuer le danger de leur contact. Par la surveillance de police, créant en quelque sorte l'ordre dans le désordre, l'Administration régularise, au profit de la moralité, une institution vicieuse dont la société semble ne pouvoir s'affranchir. Par la visite sanitaire, elle épure sans cesse la source toujours ouverte des maladies les plus contagieuses, et oppose à un mal cent fois pire que la peste, des quarantaines qu'elle s'applique à rendre de plus en plus parfaites.

A. — *De la police administrative.*

La police administrative des filles publiques ne touche que d'une manière secondaire au sujet exclusivement médical de ce rapport; mais elle importe trop directement au but de haute hygiène vers lequel nous devons tendre, pour que nous ne décrivions pas ici, au moins sommairement, le régime prudent et ferme auquel est assujétie la prostitution dans notre ville.

Côté médical de ce sujet.

Un commissaire spécial chargé de la police de sûreté et agissant sous le contrôle du préfet, préside, à Lyon, à la surveillance active des filles publiques. Sous ses ordres fonctionne un inspecteur aidé d'un secrétaire et de cinq agents mis, comme lui, en rapport immédiat avec la plèbe infime et suspecte qu'il s'agit de gouverner (**6**).

Personnel du Bureau des mœurs.

Comptabilité du Bureau des mœurs

C'est au *Bureau des mœurs* constitué de la sorte qu'aboutissent tous les actes de l'existence malheureuse des prostituées. C'est là que chaque fille publique a son dossier, espèce de compte ouvert pour tout ce qui la concerne, depuis le moment où, rebelle aux conseils de la sagesse, comme aux sentiments de l'honneur, elle fait inscrire son nom sur le livre de l'opprobre jusqu'à l'instant trop rare, hélas ! où échappée enfin d'un long naufrage, elle parvient à faire rayer du registre odieux la marque indélébile de sa honte, et à rentrer telle quelle dans la vie commune (**7**).

Tableau des mesures administratives du Bureau des mœurs.

Mais à travers cette existence que trop souvent la misère a faite et que la pitié devrait plus souvent couvrir, que d'asservissements, que d'humiliations, que de souffrances!

De l'inscription des prostituées.

L'inscription, quelquefois demandée, fréquemment imposée, n'est accomplie qu'après une enquête longue et minutieuse qui va réveiller, jusque dans le sanctuaire de la famille, le souvenir d'une corruption précoce et presque toujours confirmer la preuve d'une irrémédiable perdition (**8**). Et qu'on ne s'y trompe pas, ces recherches administratives ont souvent pour but essentiel de tenter au moins un bien douteux sauvetage. En effet, il importe alors non-seulement de constater l'idendité civile de celle qui veut se perdre, ou même de prévenir la coupable usurpation d'un nom qui n'est pas le sien ; mais, s'il est possible, il s'agit surtout de repatrier au foyer paternel une enfant égarée, de ramener au troupeau une brebis déjà bien des fois déchirée aux ronces du chemin (**9**).

De la *carte* et des obligations qu'elle comporte

Cependant tout a échoué ; tout est consommé. Désormais l'infortunée vivra sous l'œil vigilant de la police. Le numéro matricule rivé sur elle, comme jadis le fer chaud sur l'épaule du forçat, la suivra partout (**10**). Elle ne peut ni aller ni venir, ni partir, sans que l'Argus aux cent yeux ne règle et compte ses pas. Qu'elle change de demeure, qu'elle quitte Lyon ou qu'elle s'y rende, elle ne peut se déplacer, se mouvoir, sans avis préalable et sans permission. Il faut que l'inspecteur, il faut que le commissaire, il faut que le préfet aient successivement autorisé sa marche et signé ses papiers. On sait d'où elle vient, où elle va, avant même qu'elle soit arrivée (**11**).

Des mutations.

Sa vie privée est moins libre encore. Elle ne peut sortir qu'à de certaines heures ; elle ne peut aller dans certains lieux ; un mot, un regard intempestif, et la voilà sous la main d'un agent, pour quatre jours au *Dépôt de sûreté*, au pain et à l'eau et sur la paille moulue d'un lit de camp. Et qu'elle ne se plaigne pas, surtout qu'elle ne résiste pas ! Toute révolte est sévèrement punie ; la prison même peut lui être infligée pour vingt jours, sans autre forme de procès qu'une simple décision administrative.

Des punitions.

La fille publique doit se rendre, à jour fixe, à la visite sanitaire. Le moindre retard, la moindre négligence, la plus petite infraction au règlement met un agent sur sa trace, et si elle ne justifie pas sa conduite, une peine rigoureuse lui est appliquée (**12**).

De la visite.

Cette discipline indispensable au bon ordre et que l'esprit turbulent des prostituées rend nécessaire, exige des agents une activité, une vigilance, et même une prudence de tous les instants. La ruse peut mettre ce zèle en défaut ; la critique peut le trouver insuffisant ; mais après un examen attentif et impartial, on est obligé de reconnaître que ses efforts sont souvent efficaces. Regrettons, toutefois,

Zèle et impuissance des agents du Bureau des mœurs.

que la tâche si utile de ces hommes dévoués et généralement méconnus, soit trop au-dessus de leurs forces. Six agents, que le *Service de sûreté* distrait souvent le jour et la nuit de leurs fonctions spéciales (1), ne peuvent suffire à la surveillance assidue de six à huit cents femmes dont se composent les diverses classes de la prostitution régulière. Ils font surtout défaut à la recherche des plus nombreuses, des plus dangereuses et des mieux placées pour dérouter les poursuites; nous avons nommé les femmes qui, sous tous les masques, tirent secrètement du libertinage leurs moyens d'existence.

Pour répondre aux besoins d'un service qui n'embrasse plus seulement l'ancienne ville, mais les cinq arrondissements de la circonscription lyonnaise tout entière, le nombre des agents devrait être au moins doublé. On sera convaincu de cette nécessité, quand on saura que, par mesure de prudence, ces agents sont toujours mis en tournée deux à deux, soit pour résister à la force qui leur est quelquefois opposée dans les arrestations, soit pour donner à l'opinion plus de garantie de leur conduite et de leur vigilance.

Contrôle de l'Administration supérieure sur le service.

L'activité du Bureau des mœurs doit donc être incessante, comme sa justice doit être prompte et énergique. Cependant cette justice sommaire n'est pas sans contrepoids. Pour accomplir le moindre de ses actes, il faut

(1) Par une décision administrative récente, les agents du Bureau des mœurs sont aujourd'hui exclusivement employés à l'accomplissement de leurs fonctions spéciales. Mais leur nombre reste encore insuffisant et devrait être augmenté.

qu'elle requière la sanction de l'Autorité supérieure. Délivrance ou retrait de la carte de libre exercice, punition légère ou sévère détention, envoi à l'hôpital, déplacement quelconque, tout est soumis, dans un rapport quotidien, au contrôle d'un chef de division de la préfecture, sous l'appréciation définitive du Secrétaire général qui centralise dans ses mains intelligentes le service des mœurs, comme l'une des branches les plus importantes de la police (**13**).

Résultats généraux de la police administrative.

Si nous ne nous trompons pas, le tableau général que nous venons de vous présenter, Messieurs, résume assez exactement les diverses opérations de la police administrative appliquée à la surveillance et à la réglementation des prostituées dans notre ville. Les mesures sans nombre dont la prostitution est l'objet, ont d'abord pour résultat d'assurer le bon ordre dans la cité, et de concilier autant que possible les exigences de la décence publique avec l'exercice d'un ignoble métier. Mais le but capital par lequel ces mesures nous intéressent particulièrement, est de soumettre sans cesse à l'examen médical la santé des filles publiques, afin d'arrêter, à son origine, la contagion des maladies vénériennes. Loin donc de trouver vexatoires ou illusoires, comme on l'a dit, les mesures nécessairement arbitraires qui sont la garantie de la police médicale à l'égard des filles publiques, louons et encourageons ceux qui, à tous les degrés, concourent à cette fin. Louons et encourageons surtout ces hommes obscurs, pour la plupart anciens soldats, et qui, pour un maigre salaire et au prix d'un travail pénible, consentent à défendre la société contre les excès de la débauche. Et parce qu'un d'entre eux, vaincu par des convoitises chaque jour excitées, aura subi par hasard un charme ou une captation, toujours durement expiés, ne nous hâtons pas de condamner l'œuvre entière ; mais voyons bien plutôt dans ces accidents presque inévitables de la faiblesse humaine, l'importance du but aux prises avec la difficulté des obstacles.

Conclusion favorable sur l'état actuel du service des mœurs.

Peut-être un passé déjà loin a-t-il servi de base à des incriminations qu'aujourd'hui la justice nous fait un devoir de repousser ; mais le temps a marché, et les renseignements dignes de foi qui ont été fournis à votre Commission, lui permettent d'affirmer devant vous, Messieurs, que l'organisation administrative actuelle, ce qu'en un mot l'on est convenu d'appéler le *Service des mœurs*, est arrivée chez nous à un degré de combinaison intelligente et sage qu'on peut améliorer sans doute, mais qui n'est, du reste, nulle part dépassé.

De la répression de la prostitution clandestine.

Il est cependant un point du service administratif sur lequel tout le monde doit être d'accord ; nous voulons parler de la surveillance et de la répression de la prostitution clandestine.

Importance du but à atteindre.

Ce n'est point, en effet, la prostitution régulière, soumise, comme nous l'avons vu, aux règlements de police, qui expose la santé publique aux dangers les plus grands. Nous l'avons démontré, par des faits et par des chiffres, dans la première partie de ce rapport. Ce qui mérite particulièrement nos plaintes, ce qui doit le plus fixer l'attention de l'Autorité supérieure par les maux trop certains et trop graves qui en résultent, ce qui appelle tous les efforts non pas des médecins sanitaires, qui ne peuvent que signaler le danger, mais de l'Administration, seule armée pour le combattre, c'est la prostitution clandestine. C'est elle qui, sous le velours et la soie non moins que sous les haillons de la misère, est l'hydre toujours renaissante de la prostitution et de la syphilis. C'est à cette impudicité interlope plus envahissante chaque jour, que la société doit faire une guerre sans relâche, si elle ne veut à la fin lui être livrée sans défense.

Difficultés des moyens.

Mais la prostitution clandestine est difficile à atteindre. Elle se déguise sous toutes les formes, sous tous les voiles, sous tous les visages; elle échappe par mille causes à l'Administration. Sans doute, c'est l'amélioration des mœurs publiques qui doit le plus contribuer à modérer le déchaînement des passions mauvaises et dangereuses. Mais si impuissante qu'elle soit à réprimer le mal moral, l'Autorité doit se raidir contre le mal physique, et combattre par tous les moyens en son pouvoir le désordre occulte que la Société porte dans son sein; car il devient moins funeste, dès qu'il exerce ses sévices, sinon au grand jour, du moins sous l'œil et la main de la police.

Direction à suivre.

Aussi, est-ce à transformer la prostitution clandestine en prostitution avouée, inscrite, surveillée, que l'Administration doit s'efforcer de parvenir. Pour cela, l'expérience l'a prouvé, il n'y a qu'un moyen; il faut opposer le mal au mal, la prostitution à la prostitution elle-même, et le premier pas dans cette voie, c'est la surveillance de plus en plus active des femmes qui, à tous les degrés de l'échelle sociale, vivent des produits d'un libertinage habituel et notoirement établi.

Écueils à éviter et obstacles à vaincre.

Dans cette sorte d'inquisition civile, nous connaissons les ménagements infinis qu'imposent à l'Administration le secret de la vie privée, le respect de la famille et l'inviolabilité du domicile. Nous savons combien de justes scrupules l'arrêtent souvent sur le seuil même de la débauche la plus certaine, quand une vénalité patente n'a pas encore donné à l'infamie son caractère essentiel. Mais, pourquoi tant ménager cette classe de femmes ostensiblement entretenues, dont la porte presque ouverte à tout venant a, pour ainsi dire, une clé banale en circulation? Pourquoi ces filles de joie qui, après tout, ne sont que la bohême plus ou moins fringante de la prostitution, ont-elles le droit de ruiner impunément, non-seulement la santé, mais les mœurs et la fortune de la jeunesse dorée de notre temps? Pourquoi ces Laïs et ces Phryné de notre âge, à qui leurs exploits font un nom et dont le scandale fait toute la gloire, peuvent-elles sans crainte étaler, sur les premiers bancs de nos spectacles et de nos fêtes, leurs extravagantes toilettes et leurs allures tapageuses comme un effronté défi au luxe décent de nos femmes, comme une provocation ouverte au libertinage de nos fils? Est-ce que l'honnêteté aurait quelque chose à perdre à voir ces Lesbiennes de rencontre chassées du lieu de nos plaisirs? Est-ce que la santé publique n'aurait rien à gagner à les savoir sévèrement astreintes aux mesures d'hygiène, devant lesquelles se courbent des courtisanes moins bien chaperonnées, il est vrai, mais non pas plus dangereuses? Et pourrait-on gémir beaucoup sur l'honneur de quelques drôlesses soumises au joug, quand on applaudit à la capture de ces bandits émérites qui ne sont pas plus haut placés dans les habiletés du crime que ne le sont ces sirènes dans les raffinements du vice?

De la nécessité des poursuites contre la prostitution déguisée des femmes entretenues.

Mais, en l'absence de toute loi somptuaire et de toute législation sur les mœurs, admettons que de si regrettables licences soient impossibles à réprimer; le vaste domaine de la prostitution clandestine proprement dite réclame assez d'autres réformes plus praticables, pour que le rôle de la police administrative ne chôme de longtemps.

Restriction imposée par la loi.

En effet, ce n'est point dans les appartements richement meublés des femmes galantes que règne la prostitution cachée la plus habituelle ni surtout la plus redoutable. Celle-ci, nomade et pauvre, ne peut aspirer à de tels rendez-vous. Composée d'ouvrières sans ouvrage, de domestiques sans emploi, de femmes abandonnées, d'une multitude de filles qui cherchent, hors du travail, la satisfaction des goûts les plus frivoles, la classe mobile et changeante des prostituées clandestines demande le plus souvent à un domicile d'emprunt le champ clos de ses vénales amours. Tantôt, c'est le logis particulier d'une prétendue modiste, d'une tailleuse supposée, d'une accoucheuse, d'une marchande à la toilette qui, moyennant finance, prête un instant asile à des amants éphémères. Tantôt, c'est l'établissement d'un débitant de vin, d'un rogomiste, un café, un estaminet, un restaurant, qui offre à la débauche le refuge d'un coin obscur, d'un cabinet ou d'un salon, pour ses caprices du moment. Les bains publics, tellement fréquentés à Berne par les filles de joie qu'ils y sont les seuls lieux connus de prostitution, subissent souvent en France la même transformation passagère.

Ce qui reste à faire contre le libertinage des filles insoumises.

Mais quelle que soit la retraite de cette prostitution illicite, la mission de la police administrative est de la chercher et de la découvrir. Nous n'avons pas à faire connaître

L'Administration doit être sévère pour ces filles.

ici les moyens dont la police dispose pour ce but difficile. Ce qui nous importe de dire, c'est qu'aucune considération ne doit l'en détourner ni la faire mollir dans la poursuite d'un tel résultat. Convertir la prostitution clandestine en prostitution réglée, par l'inscription volontaire ou forcée des femmes que rien n'a pu éloigner de leurs mauvais penchants, soumettre ensuite à la visite sanitaire toutes celles qu'on aura fait entrer dans le cadre des filles soumises, telle est la voie dans laquelle l'Administration, poussée par le conseil de tous les observateurs, doit résolûment entrer (**14**).

Pourquoi.

On le sait, c'est parmi les femmes qui se livrent à la prostitution clandestine que se propagent les maladies vénériennes les plus invétérées. « Les vénériennes libres, « dit à ce sujet M. Bonnaric, médecin de l'Antiquaille, « nous viennent presque toujours quand le mal a fait des « ravages terribles, souvent même irréparables. La honte, « la crainte, la difficulté d'entrer à l'hospice les retien- « nent. Qu'en résulte-t-il ? C'est qu'elles arrivent à nous « dans un état infiniment plus grave que les filles perdues « de mœurs séquestrées chaque jour par la police. Ces « dernières présentent assez rarement des lésions pro- « fondes, et c'est surtout par une mesure disciplinaire, « hélas ! la plus efficace de toutes, que nous les retenons « dans les salles, après une guérison qui le plus ordinai- « rement ne se fait pas longtemps attendre (1). » La même remarque se fait journellement au Bureau des mœurs pour les filles que la police a surprises en flagrant délit de

(1) *Compte-rendu administratif des hôpitaux de Lyon pour* 1863.

prostitution clandestine. Il n'est pas rare que ces prostituées soient atteintes de quelque affection sérieuse, et, par leur état fâcheux, l'on peut juger du mal qu'elles ont fait et de celui que causent les filles insoumises qui, en bien plus grand nombre, se dérobent à la surveillance et restent dans la libre circulation.

L'Administration doit être bienveillante pour les filles soumises.

Mais, il ne suffit pas que la police administrative se montre sévère pour la prostitution clandestine ; il faut aussi qu'elle soit juste et bienveillante pour les femmes qui, jusque-là rebelles, ont enfin reconnu sa loi. Trop souvent des rigueurs inutiles, ou des grossièretés de subalternes ont rendu à ces malheureuses le joug insupportable. Il faut à l'avenir que les rudes procédés de l'Administration, tempérés par une justice digne et presque paternelle, fassent du régime de la police, non plus un instrument de tyrannie pour les prostituées, mais, au contraire, un moyen de protection qui leur paraisse préférable même à la liberté.

De l'utilité de diminuer le nombre des filles isolées.

Bien qu'elles donnent à l'ordre et à la santé publique des garanties dont la surveillance administrative et la visite sanitaire sont la mesure, les filles soumises, mais isolées, échappent néanmoins au contrôle journalier de la police par leur isolement même. Répandues dans les différents quartiers de la ville et logées dans des maisons où parfois l'on ignore leur honteux trafic, elles sont souvent une cause d'inquiétude, de trouble et de scandale pour le voisinage.

Comment ?

Afin de remédier à ces désordres trop fréquents, l'Administration n'a d'autre parti à prendre que de se prêter à l'augmentation du nombre des maisons de tolérance, partout où la prostitution isolée se donne carrière. Et de même que l'inscription est la mesure la plus efficace contre les dangers de la débauche des filles libres, de même l'internement dans les maisons de tolérance est le moyen le plus propre à diminuer les inconvénients de la prostitution des filles isolées. La multiplication des maisons publiques a donc pour but de faire entrer peu à peu dans ces établissements, soit par l'absorption naturelle d'une concurrence heureuse, soit par une persuasion intelligemment conduite, toutes les femmes que leurs habitudes turbulentes ou les plaintes de leurs voisins ne permettent pas de conserver dans les cadres de la prostitution isolée (**15**).

De l'augmentation du nombre des maisons de tolérance.

L'Administration a souvent varié sur l'application du principe que nous venons d'admettre, tantôt accordant avec parcimonie les autorisations de tolérance, tantôt les prodiguant en quelque sorte, selon les vues du moment. Tant d'inconvénients s'opposent à l'établissement des nouvelles maisons publiques, que l'on comprend sans peine et la résistance des propriétaires du voisinage, et la répugnance de l'Administration à surmonter les obstacles (**16**).

Inconvénients de leur réunion.

Il y a une vingtaine d'années, la police administrative de notre ville, croyant résoudre toutes les difficultés, profita de la création d'un quartier nouveau, sur la rive gauche du Rhône, pour autoriser et accumuler dans une même rue un grand nombre de maisons de tolérance. En concentrant ces lieux de prostitution dans un quartier à part, elle avait espéré y rendre plus faciles les moyens de surveillance. Son espérance fut trompée. Les rivalités de ces établissements engendrèrent des disputes continuelles, et la rue Madame, rendez-vous des libertins et des malfaiteurs de toute espèce, devint un repaire dangereux et le théâtre de rixes brutales, où la police avait très-souvent à s'entremettre pour assurer l'ordre et la tranquillité.

Aujourd'hui, c'est le principe de la dispersion qui a prévalu, et les maisons de tolérance distribuées, suivant l'opportunité, dans les divers arrondissements de notre ville, ne donnent que rarement motif à des plaintes (**17**).

Avantages de leur bonne tenue.

Mais ce n'est pas tout que de circonscrire la prostitution isolée par l'accroissement systématique des maisons de tolérance. Pour que celles-ci atteignent le but auquel on les destine, c'est-à-dire pour qu'elles paraissent aux filles isolées un asile enviable, il faut qu'elles réunissent plus généralement les conditions d'une bonne hygiène. Pour cela, ces maisons doivent non seulement être plus propres, mieux aérées, mieux tenues ; elles doivent encore être pourvues des ressources nécessaires pour la propreté personnelle des filles qu'elles reçoivent, pour la salubrité de leur logement, et pour le régime alimentaire dont elles ont besoin. Rien, par exemple, ne serait plus facile que d'imposer aux maîtresses de ces établissements l'obligation des bains à domicile, déjà en usage dans quelques maisons de choix et que nous voudrions voir partout adoptés. Rien, non plus, ne serait si aisé pour l'Administration que de s'assurer par ses agents, non seulement de la bonne tenue intérieure des maisons de tolérance, mais encore du traitement équitable qu'y doivent recevoir les prostituées (**18**).

Conséquences utiles qu'auraient des mesures de police sur ce point.

Qui peut douter du résultat de ces mesures, si seulement la police administrative, dont l'autorité est souvraine, en voulait entreprendre la sérieuse exécution ? La prostitution, prohibée et punie où elle est défendue, surveillée et protégée où elle peut être permise, internée enfin et réglée dans les maisons où elle peut le mieux trouver ses conditions d'existence, la prostitution, disons-nous, assainie par tous ces moyens, ne tarderait pas à devenir moins offensante pour la morale et moins nuisible pour la santé publique; et si de semblables procédés de préservation étaient partout adoptés, la syphilis aurait rencontré une des barrières les plus utiles qu'on puisse lui opposer.

Voyons maintenant, messieurs, si la police médicale proprement dite répond, elle aussi, aux besoins de notre époque, et quels perfectionnements peuvent y être introduits.

B. — *De la police médicale.*

Sujet du chapitre.

A proprement parler, la visite sanitaire des prostituées constitue toute la police médicale du service des mœurs. Le personnel de la visite, sa périodicité, sa fréquence, son mode d'exécution, ses procédés d'investigation pathologique, la constatation écrite de ses résultats, les déductions statistiques que l'hygiène en attend, sont autant de points de vue qui montrent l'importance de la question que vous avez soumise à votre Commission et que son rapporteur recommande de nouveau à votre attention soutenue.

De la visite sanitaire.

Pour l'ordre et la clarté de l'exposition dans laquelle nous allons entrer, nous dirons d'abord comment la visite sanitaire se pratique aujourd'hui dans le service des mœurs; ensuite nous examinerons ce qui se fait à Lyon comparativement à ce qui s'accomplit dans d'autres villes, de manière à tirer de ce parallèle les conclusions pratiques qu'un tel sujet comporte.

Du personnel médical de la visite.

Dix médecins nommés par le Préfet composent le personnel médical de la visite. Sur un pied d'égalité parfaite pour leurs fonctions, et sans lien qui les relie les uns aux autres, ils font tour à tour et par ordre de roulement l'examen sanitaire des prostituées. Cet examen a lieu au *Bureau des mœurs* pour les filles isolées, qui, toutes, doivent y venir avec régularité; et *à domicile* pour les filles des maisons de tolérance, près desquelles les médecins se rendent précédés d'un agent.

De la visite au Bureau des mœurs.

1° Au Bureau des mœurs, les médecins sont de service pendant une semaine. Là, tous les jours, excepté le dimanche, ils visitent trois classes de prostituées dont la liste est sous leurs yeux. La première classe comprend les filles *isolées*, dites *en chambre* et *en carte*, qui, trois fois par mois, et à des intervalles égaux fixés d'avance, subissent regulièrement la visite de santé. La seconde division est composée des femmes qui, demeurant soit en chambre, soit en maison, viennent accidentellement se faire visiter, tantôt parce qu'elles partent, tantôt parce qu'elles arrivent, ou seulement parce qu'elles changent de domicile, ou bien enfin parce que d'autres circonstances les ont obligées à une visite supplémentaire. La dernière catégorie présente à l'examen du médecin inspecteur les filles *clandestines* et les filles *suspectes* qui, arrêtées la veille, sont assujéties à une visite préventive.

La visite achevée, le médecin constate sur la *feuille* officielle le résultat de son inspection, et suivant qu'il a trouvé la fille saine ou malade, il poinçonne ou retient sa *carte* qu'elle lui a remise en entrant.

Cette carte, espèce de *vade mecum* dont la prostituée ne doit jamais se dessaisir, afin de pouvoir l'exhiber à toute réquisition, porte avec son nom et son numéro, le résumé de ce que le règlement lui prescrit, et témoigne par le visa du médecin qu'à la date obligée, elle a subi la visite réglementaire.

Visite dans les maisons de tolérance.

2° Dans les maisons de tolérance, où le médecin se transporte dès le matin, la visite a lieu ponctuellement le 10, le 20 et le 30 de chaque mois ; elle est pratiquée et constatée par le médecin de la même manière qu'au Bureau. Les malades, les absentes, les suspectes sont notées sur la feuille de visite, et, le même jour, elles sont forcées de se rendre au Bureau des mœurs, pour la destination particulière que détermine chaque cas.

Au Bureau, la visite se fait en plein jour ; dans les maisons elle a presque toujours lieu à la lumière, soit à cause de l'obscurité du local, soit, en hiver, à cause de l'heure matinale.

Objet de la visite et procédé habituel d'inspection.

Mais, au Bureau ou à domicile, elle consiste à examiner avec soin les parties sexuelles, la bouche, l'anus, et la surface de la peau.

Le spéculum n'est employé que dans les circonstances relativement rares, où un examen très-minutieux est nécessaire, comme chez les filles qu'une dénonciation fait plus particulièrement soupçonner d'être malades. Pour les cas ordinaires, la vue seule, le palper inguinal et le toucher, par le vagin, suppléent à l'emploi de l'instrument.

Précautions contre les ruses.

Le médecin se défend, comme il peut, des mille supercheries par lesquelles les filles cherchent à le tromper. Le caleçon, ôté pour la visite, laisse à nu les organes et les surfaces qu'il s'agit d'observer. L'essuiement préalable étant défendu et surveillé, les sécrétions diverses, accumulées par une station plus ou moins longue, trahissent plus facilement la nature du mal. Mais qui connaîtra jamais toutes les ruses, toutes les roueries d'une prostituée? La toilette du corps, le linge blanc, la propreté de la plupart des filles, toutes choses que semble commander le respect du médecin, ne sont le plus souvent, le jour de la visite, qu'une affaire de coquetterie ou un moyen de dissimulation. Aussi, en l'absence d'un écoulement artificiellement suspendu par quelque astringent, et à défaut de linges contaminés, combien de filles parviennent, sous prétexte des excitations récentes ou d'une menstruation prochaine, à expliquer la rougeur suspecte de leurs organes et à surprendre parfois la perspicacité du scrutateur le plus exercé (**19**).

Tels sont, Messieurs, les détails principaux qui font du service sanitaire une sorte de service d'hôpital, où la régularité et la décence de la visite des prostituées sont observées, sans que la dignité du médecin ait jamais à souffrir d'un pareil contact. Pour compléter cette description, il faudrait descendre à des particularités opératoires qui nous entraîneraient trop loin, et qui sont d'ailleurs du domaine de la communication orale plus que de la parole écrite.

Du nombre des filles publiques soumises à la visite.

Ainsi que nous l'avons vu autre part, le nombre des prostituées sur lesquelles s'exerce la visite sanitaire, varie suivant une foule de circonstances. Cependant, si on la considère dans une longue suite d'années, partagées en périodes décennales, on ne voit pas que la moyenne des filles publiques ait subi de grands écarts. D'après les chiffres présentés par M. Potton, le nombre moyen des prostituées inscrites pendant les dix années qui ont précédé 1840 était d'environ 700; de 1850 à 1860, les relevés statistiques de M. Marmy portent ce chiffre moyen à 800 (**20**). Aujourd'hui, la moyenne des prostituées, à Lyon, semble être descendue au-dessous de l'effectif d'il y a trente ans. Ainsi, sans garantir les communications faites à nos collègues et qui reposent sur des documents difficiles à consulter ou qui même n'existent plus, nous pouvons dire que des recherches authentiques et rigoureusement exactes nous ont permis de constater que cette moyenne a été en 1864 de 513 filles inscrites, et de 550 en 1865, ce qui fait, pour ces deux années, une commune de 531 filles soumises aux règlements de police (**21**).

Il résulte aussi du dépouillement du registre des mœurs, que, pendant cette période, les filles en chambre et les fillles en maison, ont été à peu près en nombre égal, tandis que les filles clandestines arrêtées ont été environ une fois et demie et même deux fois aussi nombreuses que les filles soumises inscrites. C'est donc douze à quinze cents prostituées, de tout ordre, qui forment aujourd'hui le contingent de l'inspection sanitaire.

Du nombre des filles malades.

Si, maintenant, nous cherchons à nous rendre compte de la proportion des malades fournies par les filles inscrites et par les filles clandestines, nous arrivons à trouver que les premières ont donné en 1864 *une* malade sur

63 visites, et les secondes *une* sur 7. De même pour 1865, la moyenne des malades a été de *une* malade sur 69 visites pour les prostituées soumises, et de *une* sur 7 pour les prostituées clandestines. Enfin, des calculs analogues prouvent que les deux classes de femmes soumises, filles en maison et filles en chambre, fournissent pour le même nombre de visites, à peu près la même proportion de malades (**22**).

Conclusion favorable à déduire de ce qui précède.

La seule conclusion que, pour le moment, nous voulions tirer des chiffres précédents, c'est que le nombre proportionnel des malades s'abaisse dans toutes les catégories de prostituées, à mesure que la police sanitaire perfectionne ses moyens de surveillance administrative et multiplie les soins du contrôle médical.

Nous voudrions pouvoir comparer les résultats statistiques de ces deux dernières années avec les appréciations de l'état sanitaire faites, pour des époques antérieures, par MM. Potton et Marmy; mais les données numériques sur lesquelles ces honorables collègues se sont basés, n'existent qu'incomplètement et ne peuvent donner lieu à un parallèle rigoureusement établi. Cependant, la diminution des maladies vénériennes dans l'armée de Lyon, comme nous l'avons vu dans le chapitre précédent, coïncidant avec une semblable décroissance dans les rangs divers de la prostitution publique, cette concordance de deux éléments importants de statistique est bien faite pour dissiper nos craintes et présager à l'état sanitaire de notre ville un meilleur avenir.

Examen détaillé du service des mœurs.

Votre Commission, Messieurs, ne s'est pas bornée à constater la situation actuelle de notre service sanitaire et les changements que le temps a apportés dans les effets immédiats de ce service. Elle a examiné les différentes questions que soulève l'organisation d'un bon régime des prostituées ; elle a discuté ces questions, soit pour la constitution du personnel médical, soit pour la pratique de la visite, et, de cette étude approfondie, elle a déduit des conclusions qu'elle vient proposer à votre jugement éclairé.

Du nombre des médecins de la visite.

En premier lieu, quel doit être le nombre des médecins du service sanitaire, et quelle organisation doit présider à leurs fonctions ?

Le nombre des médecins n'est point indifférent à la marche du service. En industrie, il est de règle que la répétition constante d'opérations toujours les mêmes par les mêmes ouvriers, assure la régularité de la main-d'œuvre et la perfection des résultats. Si l'on applique ce principe au fonctionnement du service sanitaire, dont les opérations se répètent sans cesse sur une même classe de personnes, on arrive à cette conséquence, que plus la visite, resserrée entre quelques mains habiles, sera faite par les mêmes médecins, plus le contrôle de la santé des filles publiques sera bien fait et régulier. En d'autres termes, pour le bien du service, vaut-il mieux que les médecins soient nombreux, avec peu de travail et une rétribution médiocre ; ou bien, est-il préférable qu'ils soient en petit nombre, bien rétribués et donnant à leurs fonctions beaucoup de temps et beaucoup de soins ? Poser la question dans ces termes, c'est la résoudre. L'assiduité des mêmes observateurs leur rendra promptement familier le personnel très-divers de la visite, activera les recherches, préviendra les erreurs de diagnostic, et assurera mieux, en un mot, les résultats de l'examen.

Ce nombre doit être basé sur le nombre des filles et sur celui des visites.

Mais, en admettant le principe du petit nombre, quelle proportion numérique doit exister entre les médecins de la visite et l'effectif moyen des filles annuellement assujéties à l'inspection? Il est difficile autant que délicat de se prononcer sur ce point. Il est clair que si, comme à Lyon, le tour de visite de chaque médecin ne doit revenir que tous les vingt ou trente jours, pour les maisons de tolérance, et seulement toutes les dix semaines pour la visite hebdomadaire du Bureau des mœurs, le nombre actuel de dix médecins est nécessaire; mais n'en peut-il être autrement? Dans les villes où la visite est organisée sur les meilleures bases, le service des médecins est presque quotidien pour la visite au Bureau, et hebdomadaire pour la tournée dans les maisons de tolérance. Aussi, à Bordeaux, où les prostituées sont à peu près en même nombre qu'à Lyon, quatre médecins suffisent à toutes les exigences du service. Il en est de même à Bruxelles, à Turin et à Marseille. A Paris, où l'on compte plus de 5000 filles inscrites, il y a seulement douze médecins, dont les attributions spécialisées, comme nous le dirons ailleurs, répondent à tous les besoins (**23**). Or, à ce point de vue, si nous comparons Lyon avec la capitale, nous voyons que dans notre ville, il y a, au moins, un médecin inspecteur pour 60 filles inscrites, tandis qu'à Paris il n'y a qu'un médecin pour plus de 400 filles (**24**). Ce rapprochement exprime, mieux que nous ne saurions le dire, l'oppotunité de diminuer progressivement les cadres, à mesure que les droits acquis viendront à s'éteindre. Et, à supposer que la proportion indiquée plus haut fasse peser sur les médecins du Dispensaire de Paris une trop lourde charge, tout le monde conviendra que cette même proportion ménage à nos confrères du Bureau sanitaire de Lyon une tâche périodique par trop rare. On est en droit de conclure que le rapprochement des périodes de service contribuerait non seulement à l'habileté des médecins, mais aussi à la perfection même de la visite. Dès lors, le service sanitaire, au lieu de passer pour une sinécure ou d'être tout au moins un accessoire dans les occupations habituelles des médecins inspecteurs, deviendrait pour eux une préoccupation constante, et comme le service régulier d'un hôpital,

Du choix des médecins de la visite.

Autant que la limite du nombre, le choix des médecins importe au bien du service. C'est surtout, ici, qu'on peut dire : tant vaut l'homme, tant vaut la place. Lorsqu'une position sociale met, par elle-même, celui qui l'occupe en évidence, l'infériorité de l'homme, si elle existe, disparaît en partie sous l'éclat de la situation. Au contraire, dans le service du Bureau des mœurs, que des préventions ignorantes tiennent peut-être encore dans un injuste discrédit, il faut que la dignité personnelle du titulaire rehausse l'humble mais utile place qu'il occupe. C'est assez dire que le médecin sanitaire doit joindre à des connaissances spéciales complètes une honorabilité morale et professionnelle irréprochable. « Quand on se sent investi « du soin de veiller à un grand intérêt social, dit quelque « part le docteur Venot, il faut que l'intelligence et le cœur

« soient à la hauteur d'une telle mission (1). » Personne mieux que Parent-Duchâtelet n'a défini, dans toutes ses nuances et tel qu'on peut le souhaiter, le caractère du médecin de la visite des mœurs (2). Il veut que le médecin inspecteur, pour commander le respect et la considération, unisse à l'urbanité des formes le tact d'un jugement délié, et que plus la clientèle d'exception livrée à ses soins est osée ou grossière, plus il sache la tenir à distance par la dignité de ses manières, sans nuire à la confiance qu'il doit inspirer. La prudence du célèbre écrivain va plus loin ; il demande que le médecin sanitaire soit marié et qu'il ait cet âge qui déjà assure l'autorité, mais qui ne compromet pas encore la validité des services ; et il n'est pas éloigné d'admettre que, si la pratique de l'art dans les hôpitaux, cette magistrature de la médecine, a sa limite d'âge, l'accomplissement des fonctions sanitaires doit aussi avoir la sienne.

Opinion de Parent-Duchâtelet.

Votre Commission, Messieurs, approuvant les motifs qui ont inspiré ces considérations à l'illustre hygiéniste, pense que l'exercice des fonctions de médecin inspecteur doit être d'une durée limitée, et elle vous propose de fixer cette limite d'âge à trente et à soixante ans.

Limite d'âge.

Quelle doit être l'organisation des médecins du Bureau des mœurs, dans leurs rapports entre eux et avec l'Administration ? Doivent-ils être isolés et indépendants les uns des autres, comme à Lyon et dans beaucoup d'autres villes, où ils ne relèvent qu'individuellement de la direc-

De l'organisation du personnel médical.

(1) Venot. *Aperçu de statistique médicale et administrative.*

(2) Parent-Duchâtelet, t. I, p. 648 et suiv.

tion administrative ; ou bien, faut-il qu'ils soient réunis en commission, sous la direction réglementaire d'un médecin en chef, seul responsable du service, et seul en rapport direct avec l'autorité préfectorale? C'est là une question que l'expérience a résolue dans les deux sens, avec des avantages et des inconvénients qu'il est utile de signaler.

Faut-il un médecin chef du service ?

Partout où l'Administration, sous l'inspiration d'un médecin spécial, a entrepris la réforme du service sanitaire des prostituées, l'organisation en commission, sous la présidence d'un chef, a prévalu ; c'est ce que nous voyons aujourd'hui à Paris, à Bordeaux, à Turin, à Bruxelles et ailleurs. D'une part, ce régime simplifie et facilite les rapports de l'Administration avec le corps médical ; de l'autre, le médecin en chef du service, en même temps qu'il est auprès de ses collègues l'organe des vœux ou des plaintes de l'autorité, devient l'interprète officiel des besoins du service et le fidèle gardien des droits de chacun.

Opinion de M. Denis.

« Mais, dit un médecin que nous allons nommer, com-
« bien il est difficile d'être le premier entre ses égaux !
« Dans cette position délicate, pour arriver à bien faire,
« il faut beaucoup de tact ; il faut être juste et sans passion;
« il faut surtout, sans cesser un seul instant, donner
« l'exemple de l'exactitude et du devoir. L'autorité de mé-
« decin en chef sur ses confrères, c'est le règlement à la
« main qu'il doit la maintenir ; car, alors, ce n'est plus lui
« qui agit, c'est la loi écrite, dont il n'est que le pouvoir
« exécutif. » Ces lignes, que nous empruntons à une lettre de l'excellent et respectable docteur Denis, médecin en chef du Dispensaire de salubrité de la préfecture de police de Paris, montre l'étendue et la limite des attributions du

chef de service. « Le médecin en chef, dit-il encore, est « responsable de tout ; il doit veiller à tout, et surtout si « chacun fait ce qu'il doit, et s'il le fait bien. Ses conseils « sont souvent demandés par l'Administration; toute chose « douteuse, toute résolution difficile lui est déférée, et sa « décision est sans appel. »

Avantages et inconvénients du régime unitaire.

Le régime unitaire dont nous venons de citer l'exemple le plus saillant et le plus accompli, fonctionne non-seulement dans la capitale de la France, mais encore dans la capitale de la Belgique et à Turin. Il règne aussi à Bordeaux, et M. Jeannel lui attribue les excellents résultats de l'organisation sanitaire qu'il a si savamment et si élégamment décrite. Il se peut, en effet, que ce régime soit le meilleur, principalement quand l'homme chargé de lui donner l'impulsion, commande, comme à Paris, le respect à la fois par son âge et par son expérience, et inspire la déférence la plus affectueuse par l'aménité bien connue de son caractère, non moins que par l'inaltérable bonté de son cœur.

M. Marmy a aussi beaucoup loué ce système autoritaire dont Bruxelles paraît offrir, à ses yeux, le modèle le plus parfait. Nous ne nous étonnons pas que ce régime ait plu à un esprit militaire, habitué à la hiérarchie des grades et à la subordination formelle que la discipline impose dans l'armée. Mais à Lyon, le sentiment d'égalité confraternelle qui nous unit, dans les hôpitaux civils comme dans la pratique particulière, ne supporterait peut-être pas aisément ce contrôle en cascade, et l'on pourrait bien craindre que, dans l'accomplissement des devoirs communs, il n'en résultât parfois de sérieux inconvénients.

Opinion de la Commission.

Quoi qu'il en soit, cette opinion de la minorité de votre Commission n'a pas prévalu. La majorité, décidée par les avantages d'ordre, de régularité et de responsabilité que doit réaliser tout service en train de se refondre, et qui peuvent résulter d'une intelligente concentration des forces, a exprimé le vœu que la visite sanitaire fût, comme à Paris, soumise à la surveillance et à la direction d'un médecin principal. Mais elle voudrait que les attributions et les rapports de ce chef de service, soit avec l'Administration, soit avec ses collègues, fussent si bien déterminées par le règlement, que dans le régime nouveau il n'y eût place ni pour des abus de pouvoir de la part de l'Administration, ni pour des empiètements d'autorité de la part de l'inspecteur.

De la nomination des médecins du service des mœurs.

Un point important à décider est de savoir quel sera le mode de nomination des médecins sanitaires et de l'inspecteur principal.

Jusqu'ici, les médecins de la visite ont été nommés directement par le préfet. Sans doute, le premier magistrat de la ville et du département, qui seul a pouvoir et qualité pour investir d'une part d'autorité les agents de tout ordre de son administration, s'est toujours efforcé de faire de bons choix. Soit en récompensant des services antérieurs par des attributions nouvelles, soit en conférant des places modestement rétribuées à ceux que la faveur désignait à ses préférences, le préfet a toujours voulu choisir et a, de fait, nous voulons le croire, toujours choisi les plus dignes. Cependant les fonctions de médecin sanitaire exigent des connaissances spéciales dont il est difficile à un magistrat, si clairvoyant qu'il soit, de se rendre compte. Le concours, qui est si propre à mettre en relief le vrai mérite et à distribuer équitablement le prix du travail, pourrait être appliqué à l'élection des médecins du service sanitaire, comme il l'est au choix des médecins de nos hôpitaux. Mais si l'on objecte que le concours est insuffisant à faire apprécier certaines qualités personnelles aussi indispensables aux médecins de la visite que les aptitudes scientifiques, pourquoi une Commission, non moins compétente que désintéressée, ne viendrait-elle pas en aide au préfet, en présentant à son choix des candidats aux places vacantes? Et quel corps constitué plus indépendant, plus apte, plus dévoué au bien public, pourrait mieux que la Société impériale de médecine, remplir ce bon office, en mettant fin à des sollicitations inspirées par les sentiments les plus respectables, mais faites pour embarrasser l'Administration bien plus que pour l'éclairer?

De la nomination du médecin principal.

Quant au chef médical du service sanitaire, il est à craindre que l'autorité n'abdique jamais son droit de le nommer elle-même. Toutefois, il est permis de croire que le chef de ce service, s'il était élu par ses collègues, puiserait dans cette élection une considération et une influence que l'Administration n'aurait pas à regretter; il y trouverait surtout des sympathies manifestes, dont il aura grand besoin pour exercer sur ses confrères un contrôle toujours délicat et parfois difficile.

Projet de la Commission.

C'est pourquoi, convaincue de l'utilité pratique des vues qui viennent d'être exposées, votre Commission, Messieurs, n'hésite pas à vous proposer d'émettre le vœu : 1° qu'à l'avenir la nomination des médecins du service sanitaire soit faite par le préfet, sur une liste de candidats présentés par la Société de médecine ; 2° que le médecin sanitaire chargé de donner au service l'unité de direction soit élu par ses collègues.

Fonctions du médecin principal et des médecins ordinaires.

Le personnel médical ainsi constitué, soit par l'élection directe, soit par l'élection consultative, il reste à répartir convenablement les charges du service entre les membres qui le composent. Il va de soi que tout ce qui se rapporte à l'administration doit être du ressort du médecin principal. Organe officiel de l'Autorité et intermédiaire obligé de ses collègues, il reçoit et transmet les communications relatives au service ; il règle d'un commun accord l'ordre des visites, et il en surveille, d'après le règlement, la bonne exécution. Mais doit-il prendre une part active et régulière à l'inspection des prostituées, ou exercer simplement un contrôle sur cette inspection entièrement dévolue à ses collègues ? On peut différer d'opinion sur ce point.

A Paris.

A Paris, le médecin en chef, outre ses attributions administratives, a le soin exclusif de la visite des filles mineures et des filles clandestines, et l'examen de tous les cas litigieux qui lui sont soumis par l'Administration et dont il juge sans appel. Mais il n'est assujéti ni à la visite des maisons de tolérance ni à celle du Dispensaire ; il est vrai que ses fonctions réservées suffisent à l'occuper chaque jour et tout autant que les médecins ordinaires. A Bruxelles et à Turin, il en est à peu près de même.

A Bordeaux.

A Bordeaux, le roulement des visites de tout genre porte également sur les quatre médecins attachés au Bureau des mœurs. L'inspecteur principal, dont le traitement est plus élevé, a, de plus que ses confrères, la direction du service et la partie administrative.

Lyon, pour l'importance du service sanitaire, ne l'emporte guère sur Bordeaux, et sous ce rapport, l'exemple de cette dernière ville est bon à suivre à plus d'un titre. Aussi, votre Commission, Messieurs, désirant concilier les traditions égalitaires actuelles avec les tendances hiérarchiques en projet, voudrait que les médecins ordinaires du service n'eussent pas à supporter seuls les charges de la visite, mais qu'ils les vissent fraternellement partagées par le médecin principal.

A Lyon.

Enfin, dans la pensée de les mieux associer à l'œuvre commune, elle voudrait aussi que les médecins sanitaires, réunis en commission, au moins une fois par mois, pussent contribuer au bien du service en faisant connaître leur avis, soit par l'intermédiaire de leur chef naturel, soit, à sa convenance, par l'organe d'un délégué. Ces conférences, qui ne devraient jamais avoir d'autre objet que l'intérêt du service et le progrès de la science, auraient pour résultat de mettre les médecins sanitaires en relations habituelles, de les unir dans un même but, et d'amener entre eux un échange de renseignements, de connaissances, de lumières, qui ne sauraient tarder de tourner très-avantageusement au profit de l'hygiène publique. Le président de la commission aurait pour devoir de centraliser les travaux, de recueillir les éléments de la statistique et d'adresser, tous les trois mois, à l'Administration, au nom du comité, un rapport sur l'état du service.

Conférences et travaux des médecins.

Si ces vues recevaient votre approbation, nous avons lieu de croire que l'Administration supérieure, préoccupée en ce moment des améliorations de la police sanitaire, y verrait un motif de plus pour ses réformes.

La visite sanitaire est le but essentiel du service.

Mais quelle que soit l'organisation du personnel médical, la visite sanitaire n'en reste pas moins le but de toute l'institution. De sa fréquence, de son mode d'exécution, de ses résultats immédiats, dépendent toutes les conséquences heureuses qu'on peut en attendre pour la santé publique.

Historique de la visite.

La reine Jeanne de Naples.

Philippe le Beau de Castille.

Nous sommes bien loin de l'époque où l'idée de soumettre à la visite les filles publiques, proposée par Aulas, vers le milieu du XVIIIe siècle, était regardée, en France, comme une utopie irréalisable. On oubliait qu'au XIIIe siècle, la reine Jeanne de Naples, comtesse de Provence, avait, sous ce rapport, donné à la ville d'Avignon une loi sanitaire restée célèbre, et qu'au XVIe siècle, l'Espagne, réalisant trois cents ans d'avance le rêve fantastique de Restif de la Bretonne, avait offert aux yeux, dans Valence même, le type achevé d'une cité sanitaire consacrée à la débauche (**25**). Mais la Renaissance avait emporté avec elle ces créations d'une époque brillante et corrompue; l'Inquisition, sans les remplacer par rien, les avait fait disparaître comme une honte.

Restif de la Bretonne et son Parthénion.

Malheureusement, en cessant d'être surveillée, la prostitution n'avait pas cessé d'exister; et les ravages de la syphilis devinrent si grands vers la fin du XVIIIe siècle, que l'auteur du Pornographe, réclamant contre les abus de la liberté des filles publiques, proposait, dans son roman licencieux(1), de créer, au milieu même de Paris, un vaste sérail où la prostitution, soumise à une surveillance de

(1) *Le* Pornographe *ou idées d'un honnête homme sur un projet de règlement pour les prostituées, propre à prévenir les malheurs qu'occasionne le publicisme des femmes.* Londres, 1770.

tous les instants, pourrait s'exercer sans danger. Restif de la Bretonne aurait voulu que les cloîtrées de cette communauté d'un nouveau genre fussent visitées chaque matin par l'abbesse du lieu, et tous les deux jours par un chirurgien habile. Malgré l'opinion du singulier écrivain que nous venons de nommer, on ne voit pas trop ce que la morale publique aurait gagné à cette institution légalement reconnue par l'Etat; mais, si elle eût pu s'établir, il est permis de croire que la santé publique y eût trouvé une garantie qu'elle n'a jamais obtenue.

L'idéal que nous venons de rappeler ne devait pas s'accomplir de sitôt.

C'est au commencement de ce siècle, au sortir des désordres de la Révolution, que la prostitution publique commença d'être surveillée. La visite sanitaire avait lieu seulement une fois par mois, et c'est alors, on peut le dire, qu'elle fut arbitraire autant qu'illusoire. Plus tard, à Paris et dans les principales villes de France, la visite par quinzaine remplaça la visite mensuelle. Après 1830, les hygiénistes, avec Parent-Duchâtelet à leur tête, appelèrent l'attention du pouvoir sur la nécessité de rendre la visite sanitaire plus efficace, en la rendant plus fréquente. Mais en cela, comme en tant de choses, la théorie a de loin devancé la pratique; car, c'est seulement à partir de 1852 que beaucoup de grandes villes opérèrent des réformes importantes dans leur service sanitaire, particulièrement sous le rapport de la visite.

La visite au XIXe siècle.

A Lyon, la visite des filles publiques n'eut lieu d'abord que tous les mois, comme dans la plupart des autres villes; elle se fit ensuite, pendant de longues années, tous les

La visite à Lyon

quinze jours. Depuis 1853, les filles isolées continuèrent d'être visitées une fois par quinzaine; mais les filles en maison, plus fréquentées et qu'on croyait plus sujettes à la contagion, durent subir la visite tous les dix jours. C'est en 1861 seulement que la visite, devenant uniforme pour les filles des deux catégories, eut lieu régulièrement trois fois par mois.

De la fréquence des visites.

Votre Commission, Messieurs, s'est préoccupée beaucoup de cette question de la fréquence de la visite sanitaire, dans les différentes villes où existe un système régulier de surveillance. Les renseignements qui lui sont parvenus établissent que, suivant les lieux, l'inspection sanitaire s'accomplit ici tous les trois jours, là deux fois ou seulement une fois par semaine. Bon nombre de villes, comme Lyon, ont adopté pour intervalle de leurs visites la période de dix jours; enfin d'autres, en petit nombre, en sont encore à la visite par quinzaine (**26**).

Cause qui la font varier.

Des idées différentes ont déterminé ces divers modes de périodicité.

Ceux qui se sont uniquement basés sur la durée de l'incubation des maladies vénériennes, qui est, en général, de trois ou quatre jours pour les affections blennorrhagiques, de toutes les plus fréquentes, ont été portés à resserrer le plus possible l'intervalle des inspections. Voilà pourquoi à Turin, sous l'inspiration de M. Sperino, et à Bruxelles, sous le régime inauguré en 1844, avec le concours de M. Vleminckx, la visite se fait deux fois par semaine; il en est de même à Genève (**27**).

Au contraire, les réformateurs qui, tout en ayant égard à la durée de l'incubation des accidents vénériens, se sont préoccupés aussi des nécessités pratiques du service, n'ont pas hésité à prendre un terme moyen entre les visites à bref délai et les visites à longue échéance.

Inconvénients de la trop grande fréquence des visites.

En effet, si, en principe, on peut dire que la sécurité est d'autant plus grande que les visites sont plus répétées, il n'en est pas moins vrai, comme l'expérience l'a prouvé, que trop de fréquence dans les visites, en assujettissant les prostituées à des déplacements continuels et à des mesures fatigantes, les éloigne de se faire inscrire et les rejette dans l'exercice clandestin de leur métier. De plus, dans les villes où les filles publiques sont très-nombreuses, la multiplicité des visites crée, soit pour les médecins, soit pour les employés du Bureau des mœurs, une surcharge d'occupations qui peut nuire au bien du service. Aussi, à Paris, l'Administration, pesant équitablement toutes ces considérations, a voulu que les filles des maisons de tolérance, plus souvent exposées à la contagion, fussent soumises à une visite hebdomadaire, tandis qu'elle a exigé seulement une visite par quinzaine des filles isolées, qui lui semblaient d'autant moins sujettes au danger, qu'elles peuvent mieux l'éviter, et par le choix de leurs clients, et par le soin même de leur propre santé.

La visite à Lyon doit être hebdomadaire.

Au milieu de ces divergences pratiques, votre Commission, Messieurs, a émis le vœu que les visites sanitaires devinssent hebdomadaires à Lyon, comme elles le sont dans le plus grand nombre des villes de la France et de l'étranger. Elle a pensé que, dans notre ville, vu le nombre assez limité des filles publiques, il n'y avait pas lieu d'adopter, pour les prostituées en maison et pour les prostituées en chambre, une périodicité différente. Elle croit même que la régularité des visites hebdomadaires est aussi utile à la seconde classe qu'à la première, parce que si celle-ci est plus exposée à la contagion par la multiplicité des rapports, celle-là l'est davantage par son incurie plus grande; c'est ce qu'établit, d'ailleurs, la statistique (**22**).

Visites supplémentaires pour les filles sorties de l'hôpital.

Il est cependant une catégorie de prostituées pour laquelle la visite simplement hebdomadaire paraît insuffisante; c'est celle des filles en convalescence d'une affection syphilitique. On sait combien les rechutes sont alors habituelles, et quelle vigilance elles exigent de la part des médecins et des malades. Aussi faut-il qu'à l'avenir toute fille sortie de l'hôpital à la suite d'une syphilis récemment guérie, soit soumise à des contre-visites supplémentaires nombreuses, propres à s'assurer des récidives et à y porter promptement remède.

La visite à jour fixe a-t-elle des inconvénients?

La ponctualité des visites ne paraît pas moins nécessaire que leur fréquence. La Commission voudrait que, toujours instruite du jour et de l'heure de l'inspection, aucune fille soumise ne pût impunément ni s'y soustraire, ni même en retarder le moment.

On a gratuitement supposé que la fixité périodique des jours de visite pouvait ménager aux prostituées qui se savent malades le moyen de s'esquiver au moment de l'inspection, et on a cru qu'il vaudrait mieux faire la visite à l'improviste, de façon à surprendre les délinquantes avant leur fuite. Cet inconvénient n'est point à craindre. L'enregistrement exact des filles sur les registres du Bureau des mœurs ne laisse aucune absence inaperçue, et il est toujours facile, immédiatement après chaque visite, d'en connaître la cause et d'y remédier. Il est moins aisé qu'on n'imagine à une fille isolée, mais en carte, de se soustraire aux poursuites actives de la police. Quant aux filles de maison, les maîtresses sont responsables de leur disparition, et elles ont bien garde d'y jamais prêter les mains (**28**). La régularité des visites est donc préférable ; elle assure une surveillance plus sûre et rend la comptabilité administrative plus rigoureuse. Les visites inopinées ne peuvent être qu'exceptionnelles et supplémentaires, comme lorsqu'il s'agit de dérouter quelque subterfuge chez une fille suspecte et qu'on a pu croire assez habile pour dissimuler son mal à la visite ordinaire.

Du lieu où la visite doit se faire.

Une question que votre Commission a débattue avec soin, est celle de savoir en quel lieu doit se faire la visite.

Dans un certain nombre de villes, toutes les filles publiques sont visitées au siége même de l'Administration, qui prend, indifféremment, le nom de Bureau des mœurs, de Bureau médical, ou de Dispensaire; mais, presque partout, les filles isolées seules se déplacent, tandis que les filles en maisons sont inspectées à domicile.

Visite à domicile et visite au Bureau ; avantages et inconvénients.

Il est incontestable que les visites dans les maisons de tolérance sont, d'une part, pour les médecins et les agents de l'Administration, la cause d'une perte de temps considérable, et de l'autre, pour les filles de maison elles-mêmes, vu l'heure habituellement matinale, l'occasion d'un certain désagrément. Mais le principal inconvénient se rapporte à la visite elle-même.

A Lyon, la plupart des maisons de tolérance ne reçoivent de jour qu'à travers des persiennes et d'épais rideaux;

l'examen médical se fait à la lumière, et c'est là une difficulté, sinon insurmontable, au moins digne d'être prise en considération. De plus, l'identité des filles étant impossible à constater pour le médecin, des fraudes et des erreurs peuvent se commettre par suite d'absences simulées ou de substitutions de personnes. La plupart de ces empêchements disparaissent au Bureau des mœurs; la clarté du jour est mieux ménagée; les instruments de la visite, le siége spécial en particulier, sont mieux accommodés à leur but; sous les yeux mêmes de la police, les erreurs ou les fraudes ne sauraient se produire; enfin, l'arrestation des malades et la répression des coupables peuvent être immédiates.

Toutefois, à côté de ces avantages, il est bon de signaler plusieurs conséquences fâcheuses et des plus difficiles à éviter : le scandale que l'affluence d'une foule tumultueuse et désordonnée cause toujours dans le voisinage; l'encombrement du grand nombre dans des couloirs et dans un espace trop étroit; enfin, la confusion des deux catégories de filles mises ainsi en rapport, au détriment du bon ordre et même de certaines convenances personnelles dont l'intérêt du service veut qu'on tienne compte.

Solutions diverses de la difficulté.

C'est par suite de ces inconvénients que le Dispensaire de salubrité de Paris qui, à un certain moment, avait voulu assujétir les filles de toute classe à venir indistinctement subir la visite au bureau, a été forcé de renoncer à ce niveau égalitaire et de revenir aux anciennes coutumes. Et c'est en raison des avantages de la visite faite au siége de l'Administration que Bordeaux a adopté, d'une part, un dispensaire, où se rendent séparément et à des jours particuliers les filles de maison et les filles en chambre en visite régulière ; et d'autre part, un bureau de police, où sont visitées indistinctement toutes les filles arrêtées, soit pour infraction au règlement, soit pour exercice illicite de la prostitution.

C'est une question d'opportunité.

L'opportunité de la visite faite à domicile ou au bureau est donc beaucoup plus une question pratique, subordonnée à la disposition des lieux et aux ressources de l'Administration, qu'une question de principe à résoudre *à priori*, comme si elle importait absolument au résultat qu'on se propose. Aussi, considérant que l'Administration peut facilement imposer aux maisons de tolérance toutes les mesures bonnes pour assurer, dans leur intérieur, le parfait accomplissement de la visite, votre Commission, Messieurs, s'est bornée à émettre le vœu de voir la visite sanitaire pratiquée au Bureau des mœurs, dès qu'il sera possible de concilier, à Lyon comme à Bordeaux, tous les intérêts (**29**).

De la taxe des filles.

Ceci nous amène à examiner une mesure très-controversée, et qui, pourtant, si elle pouvait être réglée à la satisfaction générale, serait un des moyens d'exécution les plus puissants pour la bonne organisation du service; nous voulons parler de la *taxe*.

Origine de la taxe.

La taxe, née des besoins de l'Administration municipale pour un service qui, malgré son importance de premier ordre, a toujours été délaissé et en quelque sorte voilé, comme importun et malséant, la taxe, disons-le, a été de tout temps un impôt forcé qu'une pruderie mal entendue a levé sur la débauche au profit de la santé publique. Frappant indistinctement toutes les prostituées,

Vices de cet impôt.

recueillie d'une manière souvent arbitraire, provenant d'une source impure et servant pourtant à payer les fonctions les plus louables, la taxe a mérité tous les reproches des médecins moralistes et des administrateurs prudents. Suspecte au public, comme une prime aux exactions des agents de surveillance, tyrannique et abusive pour les malheureuses qu'elle pressurait jusque dans leur misère et qu'elle repoussait, loin de la visite, dans les bas-fonds de la prostitution clandestine, offensante, enfin, pour des mains honnêtes obligées d'y prendre un légitime salaire, la taxe est tombée, à Paris, sous la réprobation de tous, et l'Administration municipale de cette grande ville, entrant en composition avec ses scrupules, s'est décidée à remplacer cette contribution malsaine par une dotation annuelle de cent mille francs.

Modifications que la taxe a subies dans quelques villes.

Ainsi vous le voyez, Messieurs, la taxe est considérée comme un revenu fiscal illicite et destiné à périr. Cependant les villes, même les plus grandes, qui ne disposent pas des magnifiques recettes municipales de Paris, ont dû la conserver. Mais partout où cet impôt n'a pas encore succombé, il s'est modifié profondément.

A Bruxelles et à Turin, par exemple, la taxe, transformée en une sorte de récompense, est rendue aux prostituées qui pendant un certain temps se sont montrées exactes à subir leurs visites (**30**). A Bordeaux, la taxe est facultative; elle est nulle pour toutes les filles qui ne veulent ou ne peuvent pas la payer; elle est d'une minime quotité, bien qu'à deux degrés, pour celles qui, afin de se rendre la visite plus commode, consentent à en supporter les frais. Grâce à l'extrême et naturelle vanité des prostituées, M. Jeannel voit même, dans ce prix variable de la taxe, un moyen de classement volontaire qui tourne au profit de l'ordre, comme à la facilité du service (**31**).

La taxe, à Lyon, n'existe que pour les maisons de tolérance.

Lyon, néanmoins, nous paraît être, à cet égard, plus près du but qu'aucune des villes où s'est maintenue cette fâcheuse contribution,

La taxe proprement dite, ou capitation prélevée sur chaque fille publique, a été supprimée dans notre ville, en 1846. Rétablie au lendemain de la Révolution de février, elle a été définitivement abolie, en 1864, pour les filles isolées qui subissent leur visite au Bureau des mœurs, et maintenue seulement pour les maisons de tolérance, dont les pensionnaires sont visitées à domicile. Ces maisons payent, non plus une capitation, mais une contribution annuelle, fixée d'avance et proportionnée au nombre des filles de chacun de ces établissements. De cette manière, l'Administration, digne et généreuse envers la plèbe souvent indigente des prostituées, se borne à lever sur les matrones qui la pressurent, une sorte d'impôt au-devant duquel elles vont d'elles-mêmes, et qui, ne froissant en rien la volonté ou l'intérêt des filles de maisons, peut néanmoins, si on le veut, contribuer puissamment à un but utile.

Quel devrait être l'emploi de la taxe.

La somme que l'Administration tire de cette source féconde mais inavouable, n'a pas, en effet, au Budget sa place marquée. Quel en est l'emploi? nous ne savons (**32**). Mais cette somme est assez importante, croyons-nous, pour que nous exprimions ici le vœu de la voir exclusivement appliquée à des améliorations profitables aux prostituées. Pourquoi, par exemple, ce tribut de la prostitution ne servirait-il pas à créer un établissement d'assistance et de travail pour les malheureuses filles, de qui, en fin de compte, cet argent est le produit, et qui seraient tentées de rentrer dans une meilleure voie (**33**)? Pourquoi un prélèvement fait sur cet argent ne serait-il pas destiné à subventionner le Dispensaire spécial où la population pauvre trouve aide et secours contre les maladies vénériennes? Pourquoi une autre allocation n'en serait-elle pas aussi détachée pour activer des poursuites plus efficaces contre la prostitution clandestine? Pourquoi enfin, si les ressources sont assez grandes, une part de la taxe ne viendrait-elle pas couvrir les frais matériels du Bureau des mœurs, agrandir ses locaux insuffisants et pourvoir à l'entretien des instruments de la visite (**34**)?

Conclusion sur le maintien de la taxe.

C'est par l'usage ainsi réglé de son produit annuel, que la taxe, telle qu'elle subsiste à Lyon, peut se défendre encore contre les justes attaques dont elle a été l'objet; et c'est à cette condition de faire en quelque sorte retour aux prostituées par des œuvres charitables et utiles, que votre Commission ne l'a pas frappée, Messieurs, d'une formelle condamnation.

Des procédés de la visite.

Nous venons d'exposer les conditions de temps, de lieu, et de gratuité dans lesquelles doit être pratiquée la visite sanitaire; il nous reste, pour épuiser ce sujet, à examiner les procédés à l'aide desquels on vérifie la santé des filles publiques.

La visite peut-elle être faite à la lumière?

Il est évident d'abord, que la clarté du jour est des plus favorables à une inspection complète. Mais dans les maisons de tolérance, il est généralement impossible de disposer de la lumière naturelle. Le Bureau des mœurs même n'est pas toujours disposé de façon à en profiter. A Paris, par exemple, les visites ayant lieu jusqu'à une heure assez avancée du soir (**35**), le Dispensaire de salubrité est obligé, pour achever la visite dans les petits jours, d'emprunter le secours d'une lampe à réflecteur. Cependant, que nous sachions, la lumière artificielle ne met pas en défaut l'attention des médecins de la capitale, puisqu'ils font si bonne garde que Paris passe, comme nous l'avons vu par la statistique, pour être la ville de garnison la moins infectée de France. Disons, toutefois, qu'à Lyon, la visite au Bureau a toujours lieu en plein jour, grâce à la disposition d'un local parfaitement clair et à la durée moindre des séances.

Du siége ou fauteuil de visite.

Le siége particulier sur lequel doit se placer la personne soumise à la visite, n'est pas indifférent au succès de l'opération. Une chaise un peu plus élevée que les autres, telle qu'elle est généralement en usage, nous paraît insuffisante. S'il faut que le sujet inspecté soit à son aise, il importe au moins tout autant que le médecin inspecteur ne soit pas dans une attitude incommode. Le fauteuil-Denis, sorte d'estrade élevée qui met le visiteur et la visitée dans des positions respectives convenables, devrait être partout adopté pour le Bureau des mœurs, quitte à choisir, pour les maisons de tolérance, un modèle moins volumineux, mais approprié et uniforme.

Examen des organes ; conditions et détails de cet examen.

L'examen direct qui constitue la visite, doit nous préoccuper davantage.

Si le médecin se contente d'entr'ouvrir les parties sexuelles et d'y jeter à la hâte un regard, il peut méconnaître des lésions importantes ; s'il permet à la fille visitée de découvrir elle-même ses organes, il risque de lui ménager le moyen de cacher en même temps, d'un doigt habile, la lésion que précisément il faudrait voir. C'est le médecin qui, sans jamais s'en départir, doit exécuter avec soin ce premier temps de l'inspection. Le tact lui dira aussi bien et mieux peut-être que la vue, ce qui existe dans les replis de l'orifice vulvaire, la résistance des tissus, la sensibilité des parties, et le contenu du canal de l'urèthre. La palpation du cou et du pli de l'aine lui révélera des indurations ganglionnaires, dont les formes et le siége le mettront sur la trace d'une syphilis, d'une blennorrhagie ou d'une adénite à son début. Le toucher vaginal lui fera non seulement connaître l'état particulier du col de l'utérus, mais, en mettant au jour les traces d'un écoulement que rien ne faisait paraître au dehors, il servira aussi à éclairer le diagnostic jusque-là resté obscur. Les bords de l'anus fortement écartés laisseront voir des plaques muqueuses, des tubercules, des rhagades ou un ulcère profondément enchâssé qu'une inspection trop générale du siége n'aurait jamais fait reconnaître. Un coup d'œil sur les mains et les bras suffira pour découvrir une syphilide squameuse ou la gale. La bouche, enfin, mérite un examen attentif. C'est là, c'est à la commissure des lèvres ou sur leur face interne, à l'angle des mâchoires ou sur les piliers du voile du palais, que les accidents secondaires de la syphilis ont leur lieu d'élection.

Importance de l'examen de la bouche.

Depuis que notre savant collègue, M. Rollet, avec une évidence partout admise aujourd'hui, a démontré le caractère contagieux de ces accidents, et le danger auquel ils exposaient, par exemple, les verriers et les nourrices, il est du devoir des médecins sanitaires, de mettre tous leurs soins à constater l'existence de ces lésions, cause souvent méconnue de la syphilis. C'est pourquoi nous voudrions qu'un abaisseur de la langue rendît l'examen de la bouche plus facile, et fît désormais partie des instruments obligés de la visite.

Du spéculum.

Un instrument que vous êtes peut-être étonnés, Messieurs, de n'avoir pas encore entendu nommer, est le spéculum.

Fréquemment employé dans quelques villes.

Le spéculum, réclamé depuis longtemps par tous ceux qui se sont occupés, dans ses détails, du sujet que nous traitons, est employé d'une manière régulière dans la plupart des villes où la visite des filles publiques est rigoureusement instituée. Il est même des pays où le spéculum, quel que soit le nombre des visites hebdomadaires, est constamment appliqué. Cependant, à Paris, à Bordeaux, à Bruxelles même, dans ces villes dont le Service des mœurs est cité en exemple, on ne se sert du spéculum qu'une fois sur deux visites ; ce qui paraît suffire à tous les besoins.

Rarement à Lyon.

Aussi, est-ce avec un certain étonnement que quelques membres de votre Commission, Messieurs, ont appris qu'à Lyon, cet instrument n'était qu'exceptionnellement mis en usage, et seulement lorsque d'autres signes extérieurs n'avaient pu faire reconnaître la maladie d'une femme suspecte.

Pourquoi.

Cette anomalie avait droit de surprendre. Mais, si l'on réfléchit que les lésions syphilitiques du col de l'utérus ou du vagin sont relativement très-rares, et que, dans l'immense majorité des cas, elles coexistent avec des signes physiques extérieurs de la maladie à reconnaître (**36**), on s'explique jusqu'à un certain point que les médecins sanitaires, à Lyon, aient généralement cru pouvoir se dispenser d'un complément de recherche, qui ajoute sensiblement à la longueur de la visite, sans en assurer beaucoup mieux les effets.

Valeur sémiotique de cet instrument.

Ce qui excuserait cette manière de voir, ce sont les calculs de M. Jeannel, de Bordeaux, sur l'utilité du spéculum, comme moyen de diagnostic, dans les maladies vénériennes. Sur 42,000 visites faites au spéculum, en deux ans, ce savant médecin sanitaire a trouvé seulement 30 cas d'ulcération intra-vaginale ou du col utérin, ce qui, sur 1,000 visites, ne fait pas même un cas entier de maladie révélée par cet instrument (**37**); encore, M. Jeannel oublie-t-il de dire s'il n'existait pas simultanément d'autres symptômes vénériens accessibles à la vue. Ce chiffre mesure la valeur du spéculum comme agent de diagnostic, et il est permis de conclure, avec l'habile explorateur bordelais., que si le spéculum est utile dans certains cas, on a néanmoins beaucoup exagéré les services qu'il peut rendre dans la constatation habituelle des maladies vénériennes.

Liberté d'examen laissée au médecin.

Au reste, de quelque utilité que soit cet instrument, dans l'examen dont il sagit, c'est à chaque médecin inspecteur d'en régler l'emploi, sans qu'on lui puisse faire un précepte absolu de le généraliser. Ses lumières, son expérience et son zèle sont, au Bureau des mœurs comme à l'hôpital, les seuls gages de bon service qu'on soit en droit de lui demander (**38**).

Malgré la pratique assidue de tous les moyens de recherche, la vérité, il faut l'avouer, échappe encore assez souvent à l'œil exercé des inspecteurs. La rapidité nécessaire de la visite des médecins, les ablutions préalables des malades, leurs ruses même, contribuent à ces erreurs presque inévitables. Les divergences d'opinions des syphilographes eux-mêmes, sur la nature contagieuse de certains symptômes de la syphilis, ont contribué parfois à jeter le doute sur les déterminations à prendre ; et l'on a pu voir, alors, des filles obstinément renvoyées de l'hôpital des vénériens, comme guéries, et non moins obstinément réintégrées à l'hospice, comme malades ; effet fâcheux du désaccord de théories contraires appliquées à des faits identiques (**39**). Cause d'erreur.

Règle de conduite pour la déclaration des maladies.

La nature des maladies qui déterminent l'envoi des filles publiques à l'hôpital peut donc conduire à des conflits regrettables. Aussi pensons-nous, avec M. Jeannel, que sans se préoccuper des controverses sur la contagion ou l'innocuité de certains accidents vénériens, les médecins de la visite sanitaire doivent déclarer malade toute femme atteinte d'une affection des muqueuses, dans laquelle, avec ou sans déchirure des surfaces, il y a production de pus ou d'un liquide muco-purulent. Il faut adopter cette règle, parce que la visite est trop rapide pour asseoir pleinement le diagnostic, et que des questions de doctrine divisent encore les praticiens. Le médecin d'hôpital, éclairé par une observation plus longue, peut seul fixer le caractère réel de la maladie. Quant au médecin de la visite, il doit simplement reconnaître et déclarer qu'une femme est malade, alors même qu'il ne peut pas déterminer la nature de la maladie ; et loin de s'abstenir dans un doute périlleux, il ne doit pas hésiter à convertir en une affirmation positive des soupçons qu'au besoin une contre-visite faite au Bureau ou à l'hôpital ne tardera pas à vérifier.

Mais, dans les affections suppurantes, faut-il comprendre la leucorrhée? Il n'est pas possible de répondre à cette question d'une manière absolue. L'hypersécrétion vaginale est si commune, si tenace et si souvent bénigne, qu'il faudrait agrandir beaucoup l'ancien cloître des Chazeaux, pour y faire entrer toutes les filles atteintes de cette dégoûtante infirmité. Dans l'impossibilité de les séquestrer, faut-il du moins, comme le voudrait un de nos collègues de la Commission, rayer des cadres de la prostitution publique, toute femme affectée d'un écoulement leucorrhéique habituel ? On est fondé à croire qu'une telle mesure serait complètement illusoire. Rayée du livre des inscriptions et dispensée de la visite, la prostituée, condamnée à une continence trompeuse, n'en continuerait pas moins son abjecte profession ; rejetée des rangs des filles soumises et libre de toute entrave, elle irait grossir la foule inconnue des prostituées clandestines. C'est donc au médecin de résoudre avec sagesse ces cas douteux, où il ne doit avoir d'autre règle que l'intérêt bien entendu de la santé publique.

Nécessité d'un bulletin médical pour l'entrée et pour la sortie de l'hospice.

Lorsque, à la suite d'un examen attentif, une fille a été déclarée malade par le médecin de la visite, elle doit être conduite sans retard à l'hôpital, et c'est ce qui s'accomplit à Lyon avec une grande exactitude. Quand, à son tour, le médecin traitant l'a déclarée guérie, elle est ramenée de l'hospice et rendue à son triste métier. Mais qu'elle entre ou qu'elle sorte de l'Antiquaille, son billet d'admission ou de sortie n'a qu'une forme exclusivement administrative : il constate simplement qu'elle est malade ou qu'elle est rétablie, sans spécifier la nature de l'affection qui a déterminé son envoi à l'hôpital et dont elle revient débarrassée. C'est une lacune regrettable. La Commission demande que, désormais, toute fille reconnue malade soit envoyée à l'hôpital avec un *bulletin d'admission* portant le diagnostic du médecin visiteur ; cette indication, positive ou douteuse, suivant le caractère plus ou moins accusé de la lésion vénérienne, témoignera du moins de l'attention mise par le médecin à la bien préciser, puisqu'elle doit passer sous les yeux d'un collègue et guider peut-être son premier traitement. De même, après guérison complète, une malade ne devra quitter l'hospice qu'avec un *bulletin de sortie*, où le médecin traitant aura consigné si la maladie passée était simplement locale ou si elle était de nature infectante, et, pour cette cause, sujette à des retours incessants. Dans le premier cas, rien ne s'opposera à ce que la convalescente rentre de plein droit dans le cadre de la prostitution, sous la seule garantie des mesures sanitaires habituelles. Dans le second cas, il sera urgent qu'elle ne reprenne l'exercice de sa profession dangereuse que soumise à la mesure des contre-visites, répétées aussi souvent et aussi longtemps qu'il sera nécessaire, pour qu'on l'enlève à la contagion à la moindre réapparition de son mal.

Du transport en voiture des malades à l'hôpital.

Puisque nous en sommes aux règles à suivre à l'hôpital pour l'entrée et la sortie des malades, il ne sera pas sans utilité d'appeler l'attention de l'Autorité sur une réforme à introduire dans leur transport. L'aller et le retour des prostituées s'exécutent à pied, par groupe de dix à douze et sous la conduite d'un ou deux agents fort empêchés de la surveillance d'une pareille bande. L'aller est d'ordinaire assez triste : les lazzis des passants ne parviennent pas à faire perdre de vue aux pauvres voyageuses la perspective de l'Antiquaille, avec la maladie en croupe et presque une prison pour demeure. Le retour surtout est bruyant et désordonné ; il a lieu deux fois par semaine, et les jours, le lundi et le mardi, sont connus d'avance. Il est attendu, et il y a foule ; les amis et les amies sont au passage ; les curieux forment la haie ; aussi, quelle joie, quel bruit, quels cris ? La santé revenue, la liberté reconquise, des amis retrouvés, des plaisirs promis, tout contribue à faire de cette descente de l'Antiquaille comme une autre descente de la Courtille ; un vrai scandale public. Et si l'on songe que ce carnaval repoussant et honteux passe par le même chemin qui conduit tant d'âmes pieuses au sanctuaire de la Vierge, tant d'âmes éplorées au séjour des morts, on aura peine à croire que ce désordre dure toujours et que quelques voitures cellulaires ne l'aient pas fait disparaître depuis longtemps. Espérons, Messieurs, que ce regret de votre Commission, pour être entendu, n'aura qu'à être inscrit dans les conclusions proposées à vos suffrages.

De la statistique du service sanitaire.

Comme dernier et indispensable corollaire de la visite sanitaire, nous ne pouvons omettre de dire un mot sur l'espèce de comptabilité que le service sanitaire doit imposer aux médecins inspecteurs, au profit des hygiénistes de l'avenir.

Dans le cours de ce travail, nous avons souvent regretté

de ne pas trouver, dans les cartons de la Police administrative, des tables statistiques qui nous permissent de comparer, à différentes époques, l'état sanitaire de la prostitution dans notre ville. Disons-le vite à la décharge de l'Administration, ces documents numériques, généralement négligés ou insuffisants, n'existent pas davantage ailleurs; c'est seulement depuis un petit nombre d'années qu'ils ont été dressés sur une grande échelle à Bordeaux, à Bruxelles et à Turin. A Paris même, où Parent-Duchâtelet avait eu tant de peine à réunir les éléments épars de cette statistique, le Dispensaire de salubrité, par des motifs que nous n'avons pas à faire connaître, n'a, depuis plus de vingt ans, donné aucune suite à ce genre de recherches, et il le regrette aujourd'hui. Pour n'avoir pas nous-mêmes un jour le même regret, hâtons-nous de suivre, à Lyon, les exemples que nous trouvons en France et à l'étranger. Déjà, depuis plus de trois ans, grâce à l'initiative d'un secrétaire général plein de zèle, l'Administration possède des renseignements exacts sur une foule de points qui touchent à l'existence civile des filles publiques. Que les médecins sanitaires viennent donc en aide à cette bonne et intelligente volonté, en consignant, dans des relevés statistiques réguliers, les données médicales qui ressortent de leur service.

Tableaux synoptiques.

Pour atteindre ce but, il suffirait de résumer, dans un tableau synoptique, chaque feuille de visite sur laquelle, en regard du nom des filles qu'il a visitées, le médecin inscrit ses observations. Ces résumés quotidiens, qui feraient connaître, pour chaque catégorie de filles, le nombre des visites et le nombre des malades, seraient collationnés chaque mois ou chaque trimestre, puis chaque année (**40**). Réunis ensuite à d'autres documents analogues, venus des hôpitaux civils et militaires, ils fourniraient sans peine les éléments d'une statistique générale propre à nous éclairer, soit sur le nombre des prostituées inscrites ou clandestines, soit sur la proportion des malades que donnent ces deux classes de filles publiques, soit sur la nature de leurs maladies, enfin sur la durée de leur traitement (**41**).

Bien que nous ayons infirmé ailleurs les conclusions trop rigoureuses qu'on voudrait tirer des documents de ce genre, nous n'en persistons pas moins à penser que, de leur rapprochement et de l'appréciation des circonstances, jaillirait sur l'état sanitaire de Lyon une lumière inattendue, qui nous est jusqu'ici refusée par la difficulté des recherches exactes sur le nombre et l'origine des maladies vénériennes dans notre ville.

§ II.

Des moyens préservatifs de la contagion vénérienne.

Insuffisance de la visite des femmes.

Nous venons d'exposer l'ensemble des mesures sanitaires par lesquelles la Société se défend contre l'invasion des maladies vénériennes, à leur point de départ le plus ordinaire, la prostitution. Mais la syphilis est une sorte d'empoisonnement organique, dont les deux sexes se transmettent également, l'un à l'autre, le principe contagieux. Tant que les mesures de salubrité n'atteindront que les filles publiques, sans s'étendre aux hommes qui les infectent, les effets du régime sanitaire resteront incomplets, et la société sera comme un propriétaire qui, pour étancher un vaste marécage, se bornerait à en drainer seulement la moitié (**42**).

De la visite des hommes.

Ce n'est pas que de plusieurs façons on n'ait tenté d'arriver à ce double résultat. Depuis longtemps, les soldats et les marins sont soumis à des visites spéciales (**43**); pour être vraiment utiles, ces visites devraient être à la fois et plus régulières et moins rares. On a proposé, on a demandé avec instance l'application de cette mesure préventive aux conscrits, aux vagabonds et aux prisonniers, en un mot à tous les groupes d'hommes qui, à un moment donné, tombent sous la main du pouvoir administratif. On aurait même voulu assujettir à la visite de précaution les ouvriers des grands ateliers de l'Etat et de l'industrie. Rien ne serait sans doute plus avantageux que cette recherche des maladies vénériennes, surtout si elle avait pour conséquence le traitement obligatoire de ces maladies ; la syphilis, assimilée à la peste, aurait aussi ses quarantaines. Mais cette mesure prophylactique, si profitable à l'hygiène publique et si nécessaire pour la santé de ceux qui s'y soumettraient, faute d'être légalement établie, est à peu près partout restée en projet (**44**). Peut-être, avant de passer dans la loi, la visite sanitaire ainsi généralisée, devrait-elle s'introduire peu à peu dans les habitudes de l'Administration et de la grande industrie? A ce point de vue, nous ne saurions trop recommander d'introduire dans les règlements des prescriptions appropriées d'hygiène qu'une persuasion bienveillante ferait insensiblement prévaloir dans la pratique, contre les préventions ou les résistances des classes ouvrières.

Des certificats de santé comme mesure sanitaire

Ne pouvant exercer cette surveillance en masse sur les grandes catégories du sexe masculin, on a proposé de contrôler la santé des individus par des moyens indirects. Pour cela, on eût exigé de chaque citoyen entrant dans une fonction publique ou contractant un acte civil quelconque, un certificat d'intégrité ou d'exonération vénérienne, comme on l'obligeait à fournir un certificat de vaccine, ou un certificat de bonne vie et mœurs (**45**). Les motifs spécieux n'avaient garde de manquer. La syphilis et la variole, presque semblables par leur nom vulgaire et non moins dangereuses l'une que l'autre, ne pouvaient-elles être comparées, assimilées même en vue des obligations sociales ? Et le mariage, à ne le considérer que dans son but final, la conservation de l'espèce, ne paraissant pas moins respectable que l'accouplement des animaux, on se demandait pourquoi, à la mairie, on ne réclamerait pas de l'homme qui veut devenir père les mêmes garanties que la loi impose à l'étalon dans les haras (**46**). Mais la raison, comme le sentiment, distingue trop bien des situations qui n'ont de l'analogie que le mirage, pour humilier la liberté humaine par des contraintes qui la blessent jusqu'au fond de la conscience (**47**).

De la responsabilité légale dans la transmission de la syphilis.

Ne pouvant trouver dans la loi un appui pour l'application des moyens préventifs soit aux masses, soit aux individus, les partisans de la prophylaxie ont cherché des ressources contre la syphilis jusque dans la responsabilité légale. Au nom du Code pénal, qui veut la réparation de tout préjudice, ils ont demandé que l'auteur reconnu d'une infection vénérienne, homme ou femme, fût mis en cause et condamné à des dommages-intérêts. Assimilant encore les parties en litige aux animaux de nos champs, dont les propriétaires encourent une forte amende si, par leur faute, quelque contagion passe de leurs troupeaux aux troupeaux voisins (**48**), les instigateurs de ce singulier procès trouvaient, dans la punition de la syphilis volontairement transmise, une juste et légitime application de leur principe. Mais, si la recherche d'une telle paternité doit répugner au plaignant, quand il s'agit d'accuser, devant nous ne savons quel tribunal, une fille de joie, cause du méfait, combien cette recherche ne sera-t-elle pas plus impossible encore lorsqu'il s'agira de la faire remonter de la fille de joie à quelque Don Juan de hasard. C'est en vain qu'on pourrait citer à ce sujet des exemples, énoncés bien plus que prouvés, du régime de la prostitution dans quelques villes du Nord (**49**); une pareille responsabilité, toujours impossible à établir dans de grandes villes, révolte trop nos mœurs pour que nous nous y arrêtions davantage.

De la visite préalable des hommes par les femmes.

La seule précaution anti-vénérienne qui mette les rapports sexuels un peu à l'abri de la contagion, c'est la visite sanitaire pratiquée sur les hommes par les femmes qui font métier de les recevoir ; et nous savons que cette inspection préventive, recommandée par la plupart des maîtresses dans les maisons de tolérance, est généralement mise en usage et souvent suivie de succès (**50**). Aussi, convaincue de l'utilité absolue de cette mesure, votre Commission voudrait qu'on en assurât l'exécution constante par une responsabilité effective imposée aux maîtresses de maison. Toute maîtresse dont une pensionnaire aurait été reconnue malade, serait passible d'une amende assez forte pour la tenir en éveil sur la santé de ses filles.

De la responsabilité sanitaire des maîtresses de maisons

L'Administration de notre ville partageait ce sentiment, quand elle inscrivait dans son règlement que toute maîtresse qui n'aurait pas déclaré, en temps convenable, la maladie de l'une de ses filles atteinte par la contagion, payerait les frais de son traitement à l'Antiquaille et verrait son propre établissement fermé, pendant une durée plus ou moins longue, suivant le degré de la culpabilité. Malheureusement, cet article du règlement, conçu dans une pensée de sage prévoyance, mais peut-être trop rigoureux par ses effets éloignés, n'a jamais été mis en pratique. On peut croire qu'une punition pécuniaire simplement administrative, comme tout ce qui réglemente la prostitution, serait plus facilement applicable et ne pourrait à la longue, manquer son but, c'est-à-dire l'assainissement des prostituées.

Cette responsabilité de fait que nous voulons imposer aux matrones, nous ne saurions la comparer à la responsabilité de droit que les tribunaux font peser, pour la transmission de la syphilis, tantôt sur les vaccinateurs imprudents ou malheureux, tantôt sur les nourrices ou sur les parents des enfants qu'elles allaitent, tantôt enfin sur les ouvriers verriers qui, dans l'exercice de leur profession, se contaminent entre eux. Mais n'est-il pas juste que les maisons de tolérance, dont l'autorisation relève du pouvoir discrétionnaire du préfet, donnent au public toutes les garanties possibles de sécurité? N'est-il pas juste encore, sinon légal, que les maîtresses de ces maisons pâtissent de leur incurie, quand elles n'ont pas rempli toutes les conditions de leur contrat? Et parmi ces conditions, en ont-elles de plus importantes que de sauvegarder au moins la santé des malheureuses qu'elles exploitent, et de préserver de toute atteinte les hommes qui vont chez elles chercher un plaisir réprouvé, il est vrai, par la morale, mais non défendu par la loi.

La responsabilité pécuniaire est donc la garantie la plus certaine de la surveillance que les matrones doivent exercer sur leurs filles et sur ceux qui les fréquentent. Elle doit être adoptée comme une des meilleures mesures contre la propagation des maladies vénériennes, et comme le moyen qui, dans les habitudes invincibles du libertinage, peut le mieux faire prévaloir, au profit de l'immunité syphilitique des populations, le choix des maisons de tolérance sur toutes les autres formes de la prostitution (**51**).

Objections contre la responsabilité des matrones.

On pourrait craindre que la sévérité envers les maîtresses de maisons ne les poussât à cacher des malades ou à les faire partir avant la visite, et à augmenter ainsi le mal qu'on veut éviter. On oublie qu'aucune fille ne peut sortir d'une maison sans visite sanitaire préalable et sans un visa de l'Administration. Toute disparition non déclarée est rigoureusement punie et la fermeture de l'établissement est une épée de Damoclès toujours prête à faire respecter la discipline; car, la fermeture d'une maison et la dispersion presque inévitable des filles sont, pour les maîtresses, des pertes sérieuses et redoutées sinon une ruine définitive. D'ailleurs, les matrones n'ont aucun intérêt personnel à dissimuler les maladies de leurs filles; d'abord, pour ne pas nuire au crédit et à l'échalandage de leur établissement; ensuite, comme toutes ces filles sont grevées de dettes envers leurs maîtresses, les faire disparaître pour éviter une amende ou enlever une malade à l'hôpital, serait pour les matrones perdre le gage le plus certain de leur créance. On peut donc hardiment maintenir la mesure de la responsabilite qui a été réclamée par tous les hygiénistes, bien qu'elle ait été rarement pratiquée, et on doit la maintenir invariablement, en tout état de cause, parce que pour en réserver l'application seulement aux cas de dissimulation de maladie, comme quelques-uns le voudraient, il faudrait pouvoir distinguer toujours l'ignorance de la fraude ; ce qui, particulièrement ici, est tout à fait impossible.

De la préservation personnelle

Des précautions de cet ordre aux moyens de la *préservation personnelle* il n'y a qu'un pas ; mais ce pas est glissant : tâchons de le franchir avec prudence et comme sur la pointe du pied.

Est-elle permise par la morale ?

Les engins préservateurs des maladies vénériennes ont été, depuis l'origine de la syphilis, le rêve caressé de bien des gens. Tour à tour préconisée au nom de l'hygiène et réprouvée énergiquement comme un encouragement à la débauche, la préservation personnelle par des agents physiques a toujours été l'objet tantôt d'une spéculation éhontée et trompeuse, tantôt de recherches consciencieuses et savantes. Astruc, Boerrhave, Van-Swiéten, J. Hunter, n'ont point dédaigné de publier des recettes, prétendant que le libertinage seul est honteux, mais non pas le moyen d'empêcher ses effets, et que les victimes innocentes de la syphilis, dussent-elles seules profiter d'un semblable remède, il faudrait encore le faire connaître et le propager. Aussi, malgré l'éloquente et consciencieuse indignation de

Parent-Duchâtelet contre les inventeurs de spécifiques antivénériens de tous les temps (1), n'a-t-on jamais cessé de marcher sur les traces des illustres syphilographes cités plus haut, en invoquant contre une morale douteuse les intérêts sacrés de l'humanité.

De la syphilisation.

Qui pourrait douter, en effet, qu'une vaccination nouvelle appropriée au fléau qui malheureusement n'a pas de la petite vérole que le nom, ne fût une découverte aussi importante que son aînée et ne prît, de plein droit, une grande place dans la science ? La syphilisation crut un moment être cette découverte. Elle est restée, tout au plus, un procédé pour constater, sur les malades, la nature de leur maladie, quand elle n'a pas été un dangereux moyen de contagion. Aussi, après l'arrêt prononcé contre elle par l'Académie de médecine, n'est-il plus permis de voir dans la syphilisation qu'une expérience inutile et périlleuse (**52**).

Des procédés physiques et chimiques de préservation.

En dehors de cet essai d'un jour, qui du moins avait pour excuse son but élevé et son caractère scientifique, il n'y a que des procédés mécaniques ou chimiques que nous ne décrirons pas. Les uns, si utiles qu'ils soient, font obstacle à la procréation plus encore qu'à la syphilis ; ils ne peuvent être nommés (**53**) ; les autres, composés de liquides destinés à neutraliser ou à détruire le virus, sont d'un effet préventif incertain, et leurs philanthropes auteurs ont toujours eu de la peine à les faire accepter dans la pratique. C'était l'opinion de l'un de nos maîtres : « Aucun « des topiques plus ou moins vantés, qu'on applique sur

(1) Parent-Duchâtelet. *De la prost.*, t. II, p. 340 et suivantes.

« les organes génitaux avant le coït, dit M. Baumès (1), « n'empêche la contagion.... car, il n'y a ni liquide ni « onguent qui puisse avoir la moindre action sur le virus « une fois imbibé et absorbé dans les tissus ; et c'est con- « tre l'impression produite par ce virus, qu'il faut pou- « voir agir (**54**). » Disons, toutefois, que certaines solutions, dont une entre autres est due à un médecin distingué de Lyon, sont en usage à Bruxelles, à Bordeaux et ailleurs, avec un certain avantage et sous le patronage même de l'Administration (**55**).

Conclusion : les visites préventives et les soins de propreté sont les meilleurs moyens de préservation personnelle.

En résumé, malgré tous ces essais entrepris pour le prémunir, lui et les siens, contre les dangers auxquels il s'expose si volontairement, le libertin n'a pas de prophylaxie anti-vénérienne plus sûre que l'examen sanitaire préalable et les soins consécutifs de propreté prescrits par la plus vulgaire prudence. « Si les femmes publiques, dit « M. Ricord, prenaient plus de soin de leurs personnes, « si les ablutions et les bains leur étaient d'un usage plus « familier, les maladies vénériennes seraient beaucoup « moins fréquentes et la prostitution offrirait bien moins « de danger. » C'est donc à faire pénétrer les coutumes de l'hygiène domestique jusque dans les rangs les plus infimes des prostituées, que l'Administration doit s'appliquer. C'est en faisant ainsi de l'hygiène la compagne obligée de la police sanitaire, qu'elle assurera le mieux la santé publique et la vigueur des générations à venir contre les ravages de la syphilis.

Instruction et mesure de police sanitaire dans les maisons de tolérance.

Une règle de police déjà pratiquée ailleurs et bonne à introduire à Lyon, serait d'afficher dans les maisons de

(1) Baumès. *Précis des maladies vénériennes*, t. 1, p. 330.

tolérance les prescriptions générales de la prophylaxie anti-vénérienne. Un tableau sous verre et très en vue dans chaque chambre, ferait reconnaître aux visiteurs : 1° la responsabilité des maîtresses pour la santé des filles, 2° l'obligation de la visite préalable ; 3° enfin l'usage des préservatifs qui devraient être gratuitement mis à leur disposition. Une instruction, sur les soins entendus que les affections vénériennes réclament d'un médecin, pourrait aussi prémunir les malades contre les annonces du charlatanisme et les déceptions trop habituelles qu'elles leur préparent. « Et qu'on ne vienne pas objecter, dit M. Potton, qu'un tel avis répandrait la connaissance des choses immorales, lorsque nos murs sont tapissés d'affiches et nos journaux remplis d'annonces bien autrement faites, par le lieu qu'elles occupent et par les yeux qui les lisent, pour offenser les regards et blesser la pudeur publique (1). » Conçue en termes convenables et placée où nous l'avons dit, l'instruction sanitaire, dont les agents surveilleraient la constante exhibition, serait sans inconvénient pour les scrupules les plus sévères des moralistes, et donnerait de plus un témoignage de la sollicitude administrative pour la santé publique.

De la préservation de la syphilis en dehors des rapports sexuels

Mais, si la préservation personnelle est d'un médiocre secours contre les maladies vénériennes qu'engendrent les relations sexuelles, il n'en est pas de même quand le danger qui naît d'un contact impur peut être écarté par un intermédiaire protecteur, capable d'isoler complètement les individus sains des individus malades.

De la syphilis des verriers.

On le sait, tout instrument passant d'une bouche infec-

(1) Potton. *De la prostitution dans la ville de Lyon*, p. 258.

tée à une bouche indemne, un verre, une cuillère, une pipe, peut communiquer la syphilis la plus grave, de la façon la moins coupable du monde. Cette transmission de l'horrible maladie est plus commune qu'on ne pense. Les recherches de MM. Rollet et Diday ont montré que ce mode de contagion était surtout fréquent entre les ouvriers verriers, occupés à souffler le verre. La *canne*, ou tube de fer nécessaire à cette opération, passe, en effet, de bouche en bouche, et transmet d'un ouvrier à un autre le mal dont l'un d'eux est atteint. Cette transmission se fait même d'autant mieux que ces ouvriers sont sans défiance contre une pareille éventualité, et que la rotation rapide de la canne pendant le soufflage du verre, excorie les lèvres et y dépose plus profondément les atômes du virus contagieux. Ce virus, d'ailleurs, ne reste pas là. Il sort de l'atelier, comme dit très-bien M. Rollet; avec l'ouvrier, époux et père, il pénètre dans la famille; il se communique à la femme, aux enfants, et, de proche en proche, gagne le voisinage. Et voilà toute une réunion de braves gens en proie à une affection terrible, effet habituel de l'inconduite, mais inopinément devenu le fruit amer d'un rude travail.

Théorie de la transmission indirecte de la syphilis.

Longtemps on ignora la cause véritable de si fâcheux accidents. M. Ricord, au nom de la théorie, niait la possibilité de cette transmission indirecte de la syphilis, pendant que l'expérience s'obstinait à l'affirmer chaque jour. On accusait hautement l'immoralité cachée du mari; on exaltait l'innocence et le malheur de la femme et de l'enfant; la paix des ménages était troublée, l'intérêt des familles compromis, la morale offensée; la cause du mal et le remède seuls restaient à connaître.

M. Rollet, le premier, démontra, en 1859, que les plaques muqueuses de la bouche, et en général, tous les symptômes contagieux de la syphilis secondaire se transmettaient en développant constamment (ce qu'on n'avait pas reconnu jusque-là) le phénomène initial de toute la maladie, le chancre primitif, le chancre induré. Il fit voir que la bouche, étant le siége préféré des lésions syphilitiques les plus sujettes à récidive, devenait ainsi, chez les verriers, le foyer actif d'une maladie digne de commisération dans ses déplorables résultats, autant qu'imméritée dans son origine.

Nous n'avons pas à insister ici sur une vérité admise aujourd'hui par M. Ricord lui-même, et qui demeure l'un des titres scientifiques les plus incontestés de l'Ecole de l'Antiquaille. Disons seulement, par avance, que la même doctrine s'applique à l'infection des nourrices par leurs nourrissons, et à celle des enfants et des adultes par le vaccin des nouveau-nés atteints de syphilis congénitale.

Les moyens préservatifs de tels accidents, dont la raison pathogénique venait d'être découverte par un des nôtres, ne pouvaient longtemps se faire attendre; et c'est encore la médecine lyonnaise qui devait rendre ce service à l'humanité.

Appliquant son esprit ingénieux à la prophylaxie antisyphilitique des verriers, M. Chassagny eut bientôt imaginé une embouchure mécanique qui, s'adaptant rapidement au tube de soufflage, devait, sans ralentir le travail, défendre la bouche de chaque ouvrier de toute atteinte contagieuse. S'il prévaut contre la routine, cet instrument,

Embout préservateur de M. Chassagny.

approuvé par le Conseil d'hygiène du Rhône, et recommandé dans une circulaire administrative, est appelé à prévenir bien des maux, et à empêcher beaucoup de contestations légales qui peuvent en être la suite. Car, on ne l'ignore pas, la loi nous rend responsables du mal que nous causons, et, dans l'espèce, la responsabilité légale ne frappe pas seulement l'ouvrier verrier qui infecte son camarade ; elle remonte encore, en cas d'insolvabilité du coupable, jusqu'au patron de l'établissement où l'accident s'est produit. A l'avenir, cette responsabilité sera même plus sérieuse devant les tribunaux, parce que les verriers, dûment avertis, sont aujourd'hui en mesure de l'éviter (**56**). Cette fois encore, il n'aura pas dépendu de la science de prémunir la société contre un danger de contagion syphilitique incessant, et d'autant plus à craindre que, sa vraie cause étant restée longtemps inonnue, ses effets étaient inévitables.

De la syphilis des nourrices et des enfants à la mamelle.

La responsabilité légale dont nous venons de parler, et que des procès en dommages-intérêts ont récemment établie pour les ouvriers verriers, pèse depuis longtemps sur les parents ou sur les nourrices des enfants syphilitiques. Les recherches de nos collègues, MM. Diday et Rollet (1), ont jeté un grand jour sur le mode de transmission vénérienne qui s'opère entre la bouche de l'enfant et le sein de sa nourrice ; elles ont éclairé plus d'un cas

(1) Diday, *De la syphilis des nouveau-nés et des enfants à la mamelle*, Paris, 1854.

Rollet, *Du chancre produit par la contagion de la syphilis secondaire et spécialement du chancre du mamelon et de la bouche*, Paris, 1859.

douteux, où le droit de priorité, comme une pomme de discorde, était, non plus disputé, mais rejeté par les deux plaignants. Nous regrettons de n'avoir pas à résumer ces savantes recherches ; mais nous ne pouvons nous dispenser d'en consigner ici les principales conséquences prophylactiques.

Des mesures de police sanitaire dans les bureaux de nourrices.

Depuis que les dangers d'un allaitement malsain sont connus, l'Administration a imposé aux bureaux de nourrices des obligations préventives de plus d'un genre. La principale de ces obligations est la présence d'un médecin-inspecteur chargé de visiter les nourrices et les enfants, de constater par écrit leur état de santé, et de ne donner son approbation qu'aux allaitements qui offrent aux parties contractantes de complètes garanties. De plus, tous les trois mois, un inspecteur rural doit visiter les enfants et les nourrices qui relèvent des bureaux de placement, et adresser un rapport au directeur. Les renseignements pris par votre Commission, Messieurs, ont établi que ces mesures sont fidèlement observées (**57**).

De l'application de ces mesures dans les familles.

Il serait à désirer que des prescriptions si sages fussent adoptées par les familles qui choisissent directement des nourrices, comme par les femmes de la campagne qui, directement aussi, viennent se pourvoir de nourrissons à la ville. Un certificat de bonne santé devrait toujours être exigé, de part et d'autre, dans ces sortes de contrat où la santé et la vie même sont parfois engagées. Encore faut-il ajouter que, la syphilis congénitale pouvant éclater plusieurs semaines après la naissance, le certificat de l'enfant n'est une garantie suffisante que si le médecin qui l'a rédigé a tenu compte de la santé des parents (**58**).

Des moyens de préservation pour les nourrices.

Il n'est pas moins nécessaire de préserver de l'infection les nourrices qui consentent à recevoir un enfant de santé douteuse ou manifestement malade.

A défaut de biberon, il est de règle que tout enfant syphilitique doit être nourri par sa mère ou par une nourrice qui elle-même a eu la syphilis. L'expérience apprend, en effet, qu'en vertu de la loi de l'*unicité*, un organisme déjà malade est en quelque sorte saturé de virus et impropre à en être de nouveau contaminé. Il n'y a donc alors aggravation de péril ni pour la femme, ni pour l'enfant, et le même traitement convient à tous deux.

Mais, la nourrice étant saine et l'enfant malade, ne saurait-on, en cas d'allaitement périlleux et d'ailleurs sciemment consenti, préserver de la contagion la mère adoptive, par l'emploi d'un bout de sein artificiel ? Il ne faut pas se le dissimuler, le danger n'est alors que simplement ajourné; la tendresse instinctive ne peut manquer de l'emporter souvent sur la prudence, et la bouche de la nourrice de recueillir tôt ou tard, dans un baiser maternel, le germe contagieux évité par le sein. Le plus sûr, en pareille occurrence, sera donc de suivre, aux périls et risques de l'enfant, la voie moins compromettante de l'allaitement artificiel.

De la syphilis vaccinale.

Est-il encore vrai, comme on le croyait naguère, que le virus vaccin, clair, limpide, dégagé, en un mot, de tout alliage étranger, ne puisse transmettre que la vaccine, alors même que ce virus vaccin proviendrait d'un enfant malade? C'est là une question qu'il n'est plus guère permis de poser, maintenant que tant de faits d'infection syphilitique, produits par des vaccinations imprudentes ou malheureuses, sont venus ébranler la confiance publique dans la sécurité de cette utile opération. Plus de trois cents cas recueillis par la science, de véritables épidémies de syphilis vaccinale, en Italie et en France, justifient ces craintes nouvelles et imposent aux médecins des devoirs nouveaux (**59**).

Des observations nombreuses ont prouvé que les humeurs du bouton vaccinal d'un enfant syphilitique pouvaient communiquer la syphilis, alors même que l'affection congénitale ne se serait manifestée à la surface du corps par aucun symptôme, et que le bouton vaccinifère ne serait pas encore converti en chancre induré, ou en tout autre accident vénérien (**60**).

Précaution qu'elle commande dans la vaccination ordinaire.

De ce principe expérimental, découlent deux conséquences pratiques très-importantes pour la prophylaxie. La première est de ne jamais employer, dans les vaccinations de bras à bras, le vaccin d'un enfant inconnu, âgé de moins de trois mois, de peur d'inoculer, avec la vaccine, une syphilis congénitale, innée ou acquise, qui n'aurait pas encore eu le temps de se produire au dehors. La seconde est de laver soigneusement la lancette chaque fois que, dans une série de vaccinations, on vient de nouveau puiser à la source ; car, une gouttelette de sang du dernier enfant vacciné, s'il est syphilitique, peut infecter soit le porteur du vaccin lui-même, soit l'innocente petite créature dont le bras attend, à son tour, le virus bienfaisant.

De la vaccination animale.

Lorsque, en 1864, notre confrère, M. Viennois, vint communiquer au Congrès médical de Lyon, le fruit de ses études sur la question qui nous occupe, il professa que la précaution la plus certaine contre les accidents de syphilis vaccinale qu'il signalait, était le retour pur et simple au vaccin originel, au cowpox. Il n'avait pas achevé d'émettre cette proposition, que M. Palasciano, de Naples, qui, plus d'une fois déjà, avait vivement intéressé le Congrès à ses travaux, annonça que, depuis longues années, la vaccination humaine par le cowpox était en usage dans la capitale méridionale de l'Italie ; et, à l'appui de son dire, il raconta qu'un industriel du pays, entretenant avec soin le cowpox sur de jeunes génisses successivement inoculées, allait de porte en porte offrir, pour un modeste tribut, la merveilleuse découverte de Jenner.

Vous savez tous, Messieurs, comment, sur ces indications devenues publiques par le compte-rendu des séances de notre Congrès, un jeune médecin français, M. Lanoix, vit là matière à une légitime exploitation ; comment, faisant tout exprès le voyage d'Italie, ce zélé rénovateur de la vaccine se rendit à Naples et revint à Paris avec une génisse chargée de cowpox, en nous laissant à son passage à Lyon, grâce à l'intervention active de M. Philipeaux, le moyen de reproduire à volonté le germe précieux.

Je n'ai pas à vous dire, Messieurs, quelle suite fut donnée à ces expériences ; M. Chauveau, avec son talent ordinaire, l'a fait dans une autre enceinte, en parlant au nom d'une Commission instituée par la Société des sciences médicales ; et son rapport vous est connu (**61**). Au point de vue spécial où vous l'avez placée, votre Commission n'avait qu'à approuver les tendances nouvelles qui, pour la vaccine, poussent les esprits à reprendre la route des inoculations primitives. Sans croire qu'il n'est plus permis de s'en fier au vaccin, depuis qu'on en a fait sortir çà et là, et jusque sous les yeux de l'Académie de médecine, un si grand nombre de cas fâcheux, elle se borne à recommander la plus stricte prudence dans les vaccinations ordinaires, et à conseiller de recourir tant qu'on pourra à la greffe d'origine, au cowpox, seul moyen infaillible d'éviter les revers de la vaccination commune, et d'échapper aux sérieuses conséquences de la responsabilité légale (**62**).

TROISIÈME PARTIE.

DES SECOURS PUBLICS ORGANISÉS DANS LA VILLE DE LYON, POUR LE TRAITEMENT DES VÉNÉRIENS.

La syphilis plus facile à détruire que la peste ; pourquoi ?

Si la société avait déployé contre la syphilis autant de ressources qu'elle en a imaginées pour détruire la peste, il est probable qu'elle eût triomphé de la première de ces maladies plus facilement que de la seconde. Aussi contagieuse que la peste d'Orient, mais douée d'une transmissibilité plus évidente, la syphilis se fût mieux prêtée aux mesures sanitaires qui ont pour but d'arrêter et d'anéantir ses effets. Tandis que les ferments pestilentiels, transmissibles par l'air et les objets de commerce tout autant que par l'approche des malades, sont insaisissables et se frayent un chemin à travers le réseau le plus serré des quarantaines, le virus syphilitique, borné dans sa sphère d'action et ne se communiquant que par un contact direct, est immédiatement arrêté par la séquestration et meurt en quelque sorte au lieu de sa naissance. Cette différence essentielle qu'expriment dans la science les mots d'*infection* et de *contagion*, aurait suffi, surtout à l'origine du mal, pour assurer aux mesures préventives ou répressives de la syphilis, une supériorité certaine sur les mêmes moyens qui furent, souvent sans succès, opposés à la peste.

Différence des mesures sanitaires contre ces deux maladies.

Mais, la peste, par la forme épidémique de son invasion, frappant tout à coup des cités entières, décimant les populations et se propageant au loin en marches soudaines et capricieuses, était faite pour terrifier profondément l'imagination des peuples, et pour appeler sur elle les efforts de tous les gouvernements. La syphilis, au contraire, venue elle aussi de l'étranger, sur les pas de nos armées victorieuses ou avec les hôtes de lointains rivages, mais se communiquant subrepticement dans des rapports individuels et ne produisant qu'à la longue, par le dépérissement de la race, des maux dignes d'éveiller l'attention du pouvoir, la syphilis, disons-nous, n'excita d'abord contre ceux qui la propageaient qu'une sévérité inutile, et ne devint que tardivement l'objet de l'assistance publique. Les effets désastreux de la syphilis sur ceux qu'elle atteignait, étaient depuis longtemps connus, qu'une réprobation universelle, attachée à la cause de leur développement, empêchait encore la charité chrétienne de venir au secours des vénériens. Véritables pestiférés qu'on croyait capables de communiquer à distance un mal ignominieux, ces malheureux étaient chassés des villes, comme des êtres d'un voisinage funeste, dont on ne pouvait se défendre que par un exil sans pitié.

Sévérité et négligence de la société à l'égard des vénériens.

Nous ne voulons pas vous offrir, Messieurs, le tableau cent fois reproduit des traitements barbares accumulés pendant plus d'un siècle sur les victimes de la syphilis.

Parias indignes de la société d'alors, rasés, battus, emprisonnés, bannis, noyés même, les vénériens n'avaient d'autre refuge que des bouges infects, sorte de léproseries immondes où, confondus avec tous les misérables du vice et du crime, ils recevaient à peine une nourriture suffisante et des soins souvent illusoires. La *coulpe* de leur péché, comme on disait à cette époque, pesa longtemps sur eux. Il n'y a pas un siècle que les vénériens de Bicêtre, avec les soins de Cullerier, recevaient deux fois par jour la discipline, comme la juste expiation de leur faute; et de nos jours encore, n'est-ce pas cette rigide prévention qui maintient les syphilitiques dans une espèce d'ostracisme au milieu des autres malades, et qui, sous le rapport de l'hygiène, rend inférieurs aux prisons mêmes les hospices repoussants qui leur sont consacrés.

Et pourtant, à n'en juger que par l'intérêt général, quels malades devraient trouver plus universellement ouvertes les portes d'un hôpital? Le mal odieux qu'ils transmettent et qui, de génération en génération, finit par altérer le sang du peuple, impose à l'Etat l'obligation de séquestrer ces malades alors même qu'une charité généreuse ne lui ferait pas un devoir de les recueillir avec bonté.

Historique des secours publics pour les vénériens, à Lyon.

Ces reproches que, de notre temps encore, la science et l'humanité sont en droit d'adresser à presque toutes les villes pourvues d'un hôpital, Lyon n'a pas complètement cessé de les mériter. Sans doute, quelque progrès vers le bien a été accompli par l'Administration de nos hôpitaux; mais que de progrès à faire, pour que les secours accordés aux vénériens soient à la hauteur des soins prodigués aux autres malades! C'est ce qui nous reste à exposer.

L'Antiquaille autrefois.

Lorsqu'en 1803, l'hospice de l'Antiquaille reçut du Dépôt de la Quarantaine les misérables atteints d'affections vénériennes et jusque-là confondus, daus un affreux mélange, avec les malfaiteurs et les vagabonds de toute espèce, il les logea presque côte à côte avec les aliénés, dans des galetas mal fermés et plus mal meublés encore, où le régime et le traitement qui leur étaient prescrits, arrachaient à l'âme indignée de Chapeau les violentes invectives que nous avons rappelées au commencement de ce rapport. Les sexes furent d'abord séparés; mais pour chacun d'eux, les lits, en trop petit nombre, durent recevoir à la fois plusieurs compagnons de misère, ou plusieurs compagnes de débauche. Qu'on juge des dangers et des horreurs d'une telle promiscuité!..... Ce n'est que beaucoup plus tard, en 1835 et 1836, que chaque malade put avoir sa couche. Mais quelle parcimonie d'alitement pour la foule à recevoir! Vingt à trente lits pour chaque sexe, c'est tout ce que l'Antiquaille, jusque sous la Restauration, pouvait donner aux pauvres vénériens. Aussi, cet hôpital, qui est resté jusqu'à ce jour un hospice simplement communal, ne recevait alors dans ses rangs étroits qu'une très-faible quantité de malades.

En 1842, M. Potton, faisant le dénombrement du service des vénériens, nous montre que 60 lits étaient destinés aux hommes, et 100 lits aux femmes de toute provenance (1); les vénériennes libres étant alors mêlées d'une manière offensante avec les filles publiques.

Nous ne pouvons dire exactement combien de malades

(1) Potton : *De la prostitution dans la ville de Lyon*, p. 196.

étaient alors traités chaque année à l'Antiquaille. Mais la statistique présentée par notre collègue fait voir que la moyenne des entrées, qui, pour les vingt premières années du siècle, était de 500, avait augmenté de plus d'un tiers dans les dix années qui suivirent la Révolution de 1830, puisqu'elle était de environ 800. Mais ce nombre était si inférieur aux besoins de la population, qu'on gémit d'apprendre qu'alors et presque jusqu'à nos jours, des hommes et des femmes, dévorés par la syphilis et ne pouvant se faire directement admettre à l'hospice de l'Antiquaille, ont dû commettre des délits de vagabondage, et même des escroqueries et des vols pour trouver dans nos prisons un asile et des soins.

Trop de formalités étaient d'ailleurs nécessaires aux vénériens indigents pour franchir le seuil de l'hospice. Une origine lyonnaise ou tout au moins un droit de cité d'une année, un certificat d'indigence délivré devant deux témoins par le commissaire de police du quartier, enfin, un billet d'hôpital obtenu à la préfecture, à grand renfort de démarches longues et souvent inutiles, telles étaient et telles sont encore, avec des tempéraments que nous indiquerons plus loin, les obligations dont il fallait subir les dégoûts et la honte, avant de gravir les pentes abruptes de l'Antiquaille.

L'Antiquaille aujourd'hui.

Cependant, hâtons-nous de le dire, les choses ont bien changé. Depuis quatre ans, les femmes vénériennes ne résident plus à l'Antiquaille même; installées sur un terrain contigu, aux Chazeaux, dans l'ancien Dépôt de mendicité, elles sont distribuées par catégories dans des salles séparées et sans communication entre elles. D'un côté, sont les filles publiques ; de l'autre, les filles dites libres, comprenant les domestiques et les ouvrières qui n'ont point encore subi le contrôle de la police. Enfin, dans une division particulière, ont pris place les femmes mariées, les nourrices et les enfants que la syphilis a innocemment atteints et que la décence, non moins que la pitié, prescrivait de tenir dans un isolement salutaire, loin du vice irrémédiable ou même seulement de l'inconduite.

Les hommes vénériens restés à l'Antiquaille sont, il est vrai, placés dans le même hospice que les aliénés, mais dans un quartier distinct et complètement isolé.

L'admission a été rendue plus facile. L'hospice est librement ouvert, non-seulement aux filles publiques infectées, qui y sont conduites par des agents du service sanitaire le jour même où elles ont été déclarées malades, mais encore à toute femme vénérienne de la ville ou du dehors qui se présente d'elle-même. Les formalités, s'il y en a, se font après l'entrée de la malade à l'hôpital, et avec toute la discrétion possible.

A la vérité, les hommes ne sont admis à l'Antiquaille, aujourd'hui comme autrefois, que sur leur demande faite à la préfecture, et avec les formalités indiquées plus haut. Mais nous avons lieu d'espérer que bientôt les dernières entraves à leur libre admission seront aussi levées.

L'inauguration du traitement extemporané de la gale et la suppression des salles de galeux, qui en fut la conséquence, avaient déjà donné, dès 1855, quelques places de plus aux vénériens ; la nouvelle distribution des malades des deux sexes a permis d'en augmenter encore sensiblement le nombre.

État du service actuel des vénériens à l'Antiquaille.

Les hommes ont aujourd'hui 92 lits disponibles, dont un tiers, toutefois, comporte une rétribution de 1 fr. 25 par jour,

Les femmes sont mieux partagées : 100 lits sont attribués aux filles publiques et 72 aux filles libres ; enfin 52 lits sont destinés aux femmes mariées, aux nourrices et aux enfants ; total : 224 lits pour les malades du sexe féminin (**63**).

Le service général des vénériens, tant pour les hommes que pour les femmes, comprend donc un effectif de 316 lits, c'est-à-dire environ le double de ce qui existait il y a vingt-cinq ans.

Aussi, par suite de cet accroissement de ressources, la moyenne des malades reçus à l'Antiquaille a notablement augmenté. Ce nombre qui, avant 1840, était de 800 environ, est depuis cinq ans de 15 à 1,800. Il pourrait être plus élevé, si, cessant d'être un hospice exclusivement communal, l'Antiquaille était plus largement ouvert aux vénériens de la ville et du dehors (**64**).

Comparaison de ce service avec les services correspondants de quelques villes de France.

Cependant, ne nous plaignons pas trop, Messieurs ; si nous devons être modestes à cause de ce qui nous manque, il nous est permis de ne point trop rougir de ce que nous avons, surtout quand nous nous comparons aux autres. La plupart des grandes villes de France le cèdent, en effet, à Lyon pour le nombre et l'importance des secours publics qu'elles accordent aux vénériens. L'ensemble de ce service spécial, à l'hospice de Saint-Jean de Bordeaux, ne contient que 85 lits ; Marseille, notre rivale par la population comme par la richesse, n'a, pour recevoir ses malades des deux sexes, que 100 lits distribués dans diverses salles de son Hôtel-Dieu ; Paris même, si bien pourvu en hôpitaux de tous genres et qui admet, presque à bureau ouvert, des vénériens de toutes les nations, ne compte dans ses hôpitaux réunis de Saint-Lazare, de Lourcine et du Midi, que 800 lits à peine, dont moins de 200 sont réservés aux filles publiques (**65**).

Il ressort ce cette comparaison que Lyon, pour une population générale six fois moindre que celle de Paris, et pour une prostitution publique près de dix fois inférieure en nombre, offre aux vénériens de toutes les catégories deux fois plus de secours, et aux prostituées, en particulier, cinq fois plus de ressources que la première ville de France pour les mêmes classes de malades (**66**).

L'insuffisance des secours se fait surtout sentir aux vénériens libres.

Aussi, quand nous nous plaignons de l'insuffisance de l'assistance hospitalière accordée aux vénériens de notre ville, est-ce moins le service des filles publiques que nous avons en vue, que le service des malades vénériens libres proprement dits. A certaines époques, il est vrai, le nombre des filles publiques malades a pu dépasser de beaucoup le nombre des lits qui leur étaient attribués ; mais aujourd'hui, il est habituel de voir cette proportion renversée. Grâce à la diminution du nombre et de la gravité des maladies, la moyenne des malades ne dépasse guère la moitié des lits que les prostituées peuvent occuper. La disette se fait presque exclusivement sentir aux femmes vénériennes libres, et surtout aux hommes vénériens, pour qui les portes des hôpitaux s'ouvrent partout difficilement. Si, de temps en temps, ces malades trouvent encore à l'Antiquaille quelques places vacantes, cela vient de deux causes : d'abord, de ce qu'en général, les affections vénériennes permettent aux patients de se faire traiter hors d'un hôpital, sans cesser leurs travaux; ensuite, de ce que l'horreur populaire qu'inspire le voisinage des aliénés et des filles publiques éloigne de notre hospice beaucoup de malheureux qui devraient y chercher un refuge.

Cette disproportion des secours destinés aux vénériens avec les besoins de notre population a été signalée avec énergie par tous ceux qui ont étudié ce sujet. Chapeau en 1822, Terme en 1826, Sainte-Marie en 1829, Lusterbourg en 1835, et M. Potton en 1842, ont tour à tour appelé sur l'insuffisance de ces secours l'attention de l'autorité supérieure et le zèle du Conseil de nos hôpitaux.

Nouvel hôpital des vénériens reconnu nécessaire, mais ajourné.

En 1852, le Préfet du Rhône, frappé de la pénurie qui existait alors dans les moyens de recueillir les individus des deux sexes affectés de syphilis, proposa à l'Administration des hospices civils de Lyon, de créer dans notre ville un autre Saint-Lazare assez grand pour recevoir tous les malades. Le Conseil des hôpitaux répondit à cette ouverture par la voix autorisée de l'un de nos anciens présidents, le docteur Polinière, de regrettable mémoire. Il reconnut l'urgence de la mesure, et en ajourna seulement l'exécution à une époque qui lui semblait alors prochaine, celle du déplacement des aliénés, dont le départ de l'Antiquaille devait rendre disponibles de vaste locaux (**67**). Cet ajournement a duré dix ans; et encore a-t-il fallu que le Dépôt de mendicité, transféré hors de la ville, laissât tout à côté de l'Antiquaille, dans l'ancien couvent des Chazeaux, une place libre, pour que cet important projet reçût, comme nous l'avons dit, un commencement d'exécution.

Des consultations publiques pour les vénériens.

Depuis longtemps, deux institutions éminemment utiles viennent en aide au service hospitalier qui, dans des salles trop étroites, ne peut donner aux vénériens qu'une assistance restreinte. D'un côté, chaque semaine deux consultations publiques sont faites par les chefs de service, l'une, à l'Antiquaille, pour les hommes, l'autre, aux Chazeaux, pour les femmes, et sont suvies d'une distribution gratuite de médicaments. C'est ainsi que plus de 600 hommes et près de 400 femmes reçoivent chaque année environ 4,000 consultations et d'inappréciables secours. D'un autre côté, grâce à l'initiative de M. Munaret, Lyon possède, depuis 1840, un *Dispensaire spécial* créé pour donner des conseils et des remèdes gratuits aux vénériens des deux sexes qui ne peuvent ou ne veulent point se rendre à l'Antiquaille. Chaque semaine, trois consultations, deux pour les hommes et une pour les femmes, sont faites par un médecin distingué, M. Gubian fils, qui, avec un zèle digne des plus grands éloges, consacre chaque fois plus de deux heures à cette œuvre méritoire. Mille malades des deux sexes reçoivent ainsi, par année, les soins qui leur sont nécessaires (**68**).

Résultat général de l'assistance publique, à Lyon, pour les vénériens.

Si, aux malades qui profitent de ces diverses consultations publiques, nous ajoutons ceux qui sont traités dans l'intérieur des hospices de l'Antiquaille et des Chazeaux, et dont le nombre dépasse 15 à 1,800 par année, nous voyons que près de 4,000 vénériens des deux sexes reçoivent annuellement, à Lyon, le bienfait de l'assistance publique (**69**). En présence de ce chiffre imposant, il est impossible, Messieurs, de ne pas nous rendre ce témoignage que les secours organisés chez nous contre les maladies vénériennes répondent éloquemment aux plaintes dont nos institutions de charité ont été quelquefois l'objet.

Est-ce à dire que, nous complaisant dans une juste satisfaction de ce qui est, nous croyons qu'il ne reste aucun progrès à appeler de nos vœux? Votre Commission, Messieurs, est animée d'une tout autre pensée. Elle constate avec reconnaissance le bien déjà accompli dans notre cité; mais elle y voit aussi un point de départ pour de nouveaux bienfaits.

Moyens de rendre les secours publics plus efficaces.

Certes, il est beau de distribuer chaque année, à tout un peuple de syphilitiques, les secours des consultations gratuites; mais qui ne voit dans cette foule de malades atteints d'affections contagieuses, et livrés à tous les prurits d'une concupiscence aiguillonnée par le mal, comme une endémie ambulante répandant çà et là le poison subtil, dont les consultations s'efforcent en vain d'arrêter la marche envahissante? Qui ne voit que le meilleur moyen de s'opposer à ce débordement incessant de la syphilis, est d'ouvrir plus largement les hôpitaux et d'offrir aux vénériens, avec la gratuité du traitement, les avantages d'une séquestration temporaire?

Donc, plus d'entraves à l'admission des malades, plus de certificats d'indigence, plus de formalités longues et odieuses, et qui, en retardant l'entrée des malades à l'hospice, aggravent leurs maux et en favorisent la reproduction. Plus de sévérité d'aucun genre, plus de rudesse même pour ces malheureux que la honte et le mal tiennent à l'écart. La vraie charité n'humilie personne; elle fait à tous le même accueil, et d'une même main compatissante elle panse et guérit toutes les plaies.

S'il en était ainsi, les humbles hospices des vénériens cesseraient d'être pour les Administrations elles-mêmes un objet de répugnance et d'oubli. La propreté, l'air, la lumière, l'eau surtout, circuleraient à profusion dans les établissements créés pour la syphilis ; rien ne distinguerait les salles des vénériens de celles des autres malades, et les syphilitiques, reçus au même titre que tous les membres souffrants de la société, verraient dans l'hospice ainsi régénéré, non plus un lieu de peine et d'expiation, mais un asile de soulagement et de miséricorde. Les malades, et principalement les femmes, occupés à des travaux compatibles avec le soin de leur santé, ne passeraient plus leur temps dans une oisiveté corruptrice, et l'hôpital cesserait d'être, pour les uns, un sujet d'effroi, pour les autres, une école de dépravation (**70**). Les filles publiques, retenues à l'hospice jusqu'à entière et parfaite guérison, n'obtiendraient plus leur sortie sans être signalées à la surveillance particulière du Bureau des mœurs, selon la gravité de la maladie disparue et les chances de la récidive. Enfin, les vénériens libres, soumis aussi aux épreuves d'un séjour plus prolongé, ne quitteraient l'hôpital que sollicités et encouragés à y revenir à la moindre réapparition du mal, ou simplement pour faire constater leur guérison définitive.

Ce que devrait être un bon hôpital de vénériens.

Mais, puisque nous en sommes à esquisser l'idéal d'un hospice des vénériens, pourquoi n'exprimerions-nous pas le vœu, qu'à l'exemple des asiles ouverts par la religion aux filles repentantes, l'Administration lyonnaise créât un ouvroir public destiné à recueillir, au moins pour un temps, aujourd'hui, la malheureuse ouvrière que la misère,

Nécessité d'un ouvroir public pour les femmes.

plus encore que le vice, va jeter dans le désordre; demain, la prostituée qui, revenue à des sentiments meilleurs, voudrait recommencer par le travail une nouvelle vie (71).

Des ressources applicables au développement des secours publics pour les vénériens.

Et qu'on ne dise pas que la régénération si complète d'un grand service d'hôpital, dont cette maison de travail et de secours serait le complément nécessaire, est au-dessus des ressources de notre ville. Quand nous voyons nos théâtres si libéralement subventionnés, quand nous admirons les merveilles de la restauration de notre seconde capitale, quand nous songeons aux secours de tout genre par lesquels l'ardente charité de nos concitoyens va au-devant de toutes les misères avouables, nous nous demandons jusqu'à quand la plus grande et la plus funeste des plaies sociales, par cela seul qu'elle subsiste dans l'ombre et que la honte la dérobe aux yeux, n'attirerait pas enfin toute la sollicitude de l'Assistance publique, toute la générosité de l'Administration civile, seules en pouvoir d'y porter remède.

S'il fallait maintenant préciser les moyens d'action, pourquoi ne dirions-nous pas que les établissements par nous réclamés trouveraient aisément les fonds nécessaires à leur création et à leur développement, dans les sommes importantes par lesquelles notre Conseil municipal équilibrait autrefois, chaque année, le budget de nos hôpitaux? Pourquoi n'ajouterions-nous pas que l'Administration de nos hospices, capable de se passer de ce puissant concours, ne pourrait faire un meilleur emploi de l'accroissement considérable de ses richesses, qu'en répondant aux besoins impérieux de notre régime sanitaire, depuis si longtemps signalés à son attention et qu'il est grand temps de combler (72) ?

Consequences économiques de la diminution des maladies vénériennes.

Les réformes que nous recommandons instamment à l'Autorité supérieure, loin d'être pour la société une cause de dépenses improductives, ne tarderaient pas à faire sentir leur salutaire influence par une amélioration évidente de la santé publique. Qui peut douter, en effet, qu'une diminution considérable dans la propagation des maladies vénériennes ne fût suivie des plus importants résultats sociaux ? Combien seraient transformées de non-valeurs qui, du chef de la syphilis, pèsent sur la société ? Que de soldats, retenus par cette cause dans les hôpitaux, seraient rendus à un service actif et dégrèveraient d'autant le budget de la guerre (73) ! Que de malades, dont les souffrances n'ont pas d'autre origine, occupent dans les hôpitaux civils, au grand préjudice des finances administratives, des places qui ne leur étaient pas destinées ! Que d'invalides, enfin, oisifs dans toutes les carrières du commerce et de l'industrie et qui, sans les affections vénériennes, prendraient une part active et fructueuse à la production !

Vous le voyez, Messieurs, même au point de vue de l'économie sociale, il est utile de développer, de multiplier les moyens de guérir les affections vénériennes. Ce que coûtera un tel but à atteindre, comptera au centuple, non-seulement dans le profit de la santé générale, mais encore dans le dénombrement des forces vives de notre pays. D'ailleurs, si la prostitution, sous ses divers aspects, est, comme on n'en saurait douter, la source la plus commune de ces maladies, si elle est, en même temps, un fait social contre lequel (l'expérience des siècles l'a démontré) aucune mesure ne peut prévaloir, et que la civilisation comme la sauvagerie doit subir, si elle est enfin dans les grandes villes, ainsi qu'on l'a dit, une sauvegarde pour les bonnes mœurs non moins qu'une soupape de sûreté pour les explosions brutales de l'instinct génésique, c'est à l'assainir, plus qu'à la détruire, que doivent tendre les efforts d'une administration sage et prévoyante.

Nécessité de procéder par des mesures générales contre la syphilis.

Mais, si elle ne devait avoir pour but que la police sanitaire de quelques grandes villes, cette émulation n'aurait sur le résultat final, l'extinction de la syphilis, qu'une influence bornée et relative. C'est sur l'ensemble du pays, il y a plus, c'est sur la grande famille des peuples de l'Europe elle-même qu'il faut agir, pour n'être pas au-dessous d'une pareille tâche.

Quand nos pères entreprirent de faire disparaître la lèpre et la peste, ce n'est point avec des moyens particuliers, mais par des mesures générales qu'ils se mirent à l'œuvre. Partout, ils créèrent des léproseries pour séquestrer et guérir les lépreux, dont la maladie toujours renaissante était alors, à l'intérieur de l'Etat, la grande flétrissure des populations. Partout, sur leurs frontières, ils organisèrent dispendieusement des quarantaines contre la peste, présent de l'étranger; et ces deux fléaux, objet de tant d'effroi et qui semblaient indestructibles, cédèrent avec le temps à ces vigoureuses attaques et aux progrès de la civilisation.

De même, pour détruire la syphilis, cette peste occulte des temps modernes, et qui plus que son aînée porte une mortelle atteinte à notre race, il faut le concours de la société tout entière. Plus le fléau à combattre est universel, plus la généralisation des mesures à prendre devient indispensable. Ce ne sera donc pas assez d'établir, en France, des hôpitaux et des dispensaires partout librement et gratuitement ouverts aux vénériens de tous les pays, on devra provoquer au dehors, dans les contrées voisines et chez tous les peuples civilisés, des mesures analogues. Les traités internationaux, qui unissent et harmonisent les intérêts industriels des nations, ne sauraient être sans effet, quand ils auront à intervenir pour un intérêt plus grand encore, pour la prospérité et la sécurité de l'espèce humaine (**74**).

CONCLUSIONS.

Arrivés au terme de cette longue étude, qu'il nous soit permis, Messieurs, de jeter un regard en arrière et de vous rappeler les jalons qui ont marqué notre route ; ce sera signaler plus particulièrement à votre attention les points saillants de la vaste question sur laquelle vous avez voulu être éclairés, et que vous avez maintenant à résoudre.

Les maladies vénériennes augmentent-elles à Lyon ?

Les moyens de les prévenir peuvent-ils être meilleurs ?

Les secours publics qu'elles réclament répondent-ils à tous les besoins ?

Telles étaient les trois questions principales dont la solution devait vous être proposée.

Chacune de ces questions a longuement passé sous vos yeux ; et malgré les développements dans lesquels nous sommes entrés, nous pouvons dire que nous n'avons fait qu'effleurer le sujet. Ne l'envisageant, sous chacun de ses aspects, que par le point de vue le plus général, nous avons quelquefois sacrifié la rigueur des démonstrations à la clarté et, peut-être, à l'intérêt du récit. Beaucoup d'assertions qui, pour ce motif, ont pu vous paraître hasardées, trouveront dans les explications, les notes et les pièces jointes à ce rapport, le degré de certitude dont elles ont besoin. Ici, condensant plus encore la matière, nous devons nous borner à préciser l'objet des recherches que vous avez prescrites à votre Commission, et les réponses qu'elle croit devoir vous proposer presque sous forme de conclusions, en les rattachant aux trois parties distinctes de ce rapport.

I. — CONCLUSIONS RELATIVES A L'ÉTAT SANITAIRE DE LYON.

L'état sanitaire de Lyon est-il comme on l'a pu croire, sérieusement menacé par une propagation croissante des maladies vénériennes ?

Votre Commission répond hardiment : *Non*, en se basant sur les propositions suivantes :

1° A l'Antiquaille, l'observation des chefs de service montre que, depuis plusieurs années, les maladies vénériennes et surtout la syphilis sont loin d'avoir augmenté de gravité.

2° Les lésions organiques considérables qui résultent des syphilis longtemps négligées, deviennent de plus en plus rares, et se rencontrent principalement chez les malades venus du dehors et étrangers à notre ville.

3° Les prostituées, régulièrement soumises à la visite, n'offrent guère que des accidents syphilitiques relativement légers, et qui autrefois auraient passé inaperçus.

4° Depuis cinq ans, la proportion des vénériens de l'armée de Lyon diminue, d'année en année, dans une progression rapidement décroissante. Cette proportion, qui était en 1860 de 1 vénérien sur 8 hommes valides, n'est aujourd'hui que de 1 sur 16.

5° La simplicité plus grande des maladies vénériennes est constatée à l'hôpital-militaire, comme à l'Antiquaille; aussi, dans ces deux hôpitaux, la durée moyenne du traitement tend-elle à devenir généralement moins longue.

COROLLAIRE. — Votre Commission, Messieurs, aurait voulu résoudre par des chiffres toutes les questions qui se rattachent à l'état sanitaire de notre ville; mais, soit qu'il s'agisse des vénériens libres des deux sexes, ou seulement de la classe des prostituées, la statistique de ces malades de la population civile ne peut conduire à exprimer exactement, par des nombres, le rapport de la santé publique avec les maladies vénériennes. Les divers éléments de ce problème varient par des circonstances qui ôtent aux calculs toute certitude.

La statistique des vénériens de la garnison fournit, au contraire, des éléments d'appréciation plus constants, plus faciles à saisir et plus sûrs.

Or, cette statistique militaire démontre qu'à Lyon, l'état sanitaire est non seulement meilleur aujourd'hui qu'autrefois, mais qu'il n'est pas inférieur à celui des autres villes de France qui peuvent entrer en comparaison avec notre cité.

II. — Conclusions relatives a la police sanitaire.

La seconde question a donné lieu à des considérations plus étendues.

Quelles sont les réformes à introduire à Lyon, dans le service du Bureau des mœurs, pour prévenir le développement des maladies vénériennes, chez les prostituées et dans la population?

Un examen attentif de tous les détails de notre service sanitaire, examen dirigé et éclairé par les renseignements les plus précis, permet à votre Commission de vous proposer les conclusions suivantes :

A. — De la surveillance administrative des prostituées.

1° La police administrative, pour atteindre pleinement son but, a besoin d'un plus grand nombre d'agents.

Ces agents doivent être exclusivement attachés au service des mœurs, et choisis parmi les employés de l'Administration les plus honnêtes et les plus intelligents.

2° Le but essentiel de la police administrative est de poursuivre, sans relâche, la prostitution clandestine; en forçant les filles qui s'y livrent habituellement à accepter l'inscription, on rendra plus facile la surveillance de leur inconduite et de leur santé.

3° Pour le même motif, il importe de diminuer autant que possible le cadre des filles isolées, en ne négligeant aucun moyen de faire entrer dans des maisons de tolérance les prostituées qui, par leur caractère insubordonné et par leurs fréquentes infractions au réglement, opposent le plus d'obstacle aux mesures sanitaires.

4° Il est, en général, de bonne règle en administration, quand il n'y a pas d'inconvénient sérieux, de se prêter à l'augmentation du nombre des maisons de tolérance : la surveillance y est plus simple, la répression plus directe et le sort des prostituées plus conforme aux règles de l'hygiène.

5° Les maisons de tolérance doivent être disséminées, suivant la convenance des lieux et le chiffre de la population, dans les différents quartiers de la ville, en évitant de les agglomérer nulle part. L'observation a fait voir que ces agglomérations engendrent des rivalités et des désordres, et créent à la police des centres de résistance qu'on avait cru pouvoir éviter.

B. — De la visite sanitaire des prostituées.

1° La police médicale, dont l'objet essentiel est la *visite*, nécessite un personnel de médecins inspecteurs proportionné aux exigences du service et calculé d'après le nombre annuel des visites.

A Lyon, six médecins peuvent suffire à tous les besoins de la visite sanitaire.

2° La durée des fonctions médicales doit être soumise à une limite d'âge, propre à assurer l'exactitude et l'efficacité de la visite.

Les médecins sanitaires doivent être âgés de 30 ans au moins et de 60 ans au plus.

3° Les médecins du service sanitaire sont nommés par le préfet, sur une liste de candidats présentés par la Société impériale de médecine.

4° Ils sont constitués en *Commission* et nomment entre eux, au scrutin, un *président* chargé de la direction du service.

5° Ils sont soumis au même règlement et partagent tous également les charges de la visite.

6° Ils se réunissent en *comité* tous les mois, et plus souvent s'il est nécessaire, pour conférer ensemble sur les détails des visites et sur tout ce qui peut intéresser le bien du service et le progrès de la science.

7° Le président centralise les travaux du comité, avec la coopération d'un secrétaire chargé des procès-verbaux.

Il est l'intermédiaire officiel de l'Administration et le représentant du personnel médical.

Il veille, d'après le règlement, à la bonne exécution des visites ; il règle, de concert avec ses collègues, l'ordre de roulement du service ; il recueille les éléments de la statistique, et adresse, chaque trimestre, au nom de la Commission, un rapport à l'Administration sur l'état du service.

8° La visite sanitaire doit avoir lieu, à jour fixe, au moins une fois par semaine, pour les prostituées de tout ordre, et plus souvent pour celles qu'une maladie syphilitique antérieure exposerait à la récidive de certains accidents.

9° L'inspection sanitaire doit se faire, autant que possible, exclusivement au Bureau des mœurs, et dans des conditions de clarté et d'espace nécessaires au bon accomplissement de la visite.

10° L'examen direct des prostituées a pour but de reconnaître, par tous les moyens physiques d'investigation et suivant toutes les données de la science, l'état sain ou malade des sujets.

Sous ce rapport, le médecin, sans préoccupation de théorie, doit déclarer malade toute fille atteinte d'affection muco-purulente ou suppurante.

Pour la même fin, il doit s'appliquer à constater la présence des accidents secondaires de la syphilis dans la bouche, à l'aide de l'abaisseur de la langue, et l'existence des lésions profondes du vagin, au moyen du spéculum, toutes les fois qu'il jugera utile l'emploi de ces instruments.

11° Toute fille publique déclarée malade, doit être immédiatement envoyée à l'hôpital avec un *bulletin d'admission*, portant le diagnostic du médecin visiteur.

Après sa guérison complète, elle ne doit quitter l'hospice qu'avec un *bulletin de sortie* du médecin traitant, indiquant la nature infectante ou simplement locale de sa maladie, pour être soumise, suivant le cas, à la mesure des contre-visites, répétées aussi souvent et aussi longtemps qu'il sera convenable.

12° Le transport des filles malades à l'Antiquaille et leur retour de l'hôpital doivent s'effectuer en voitures fermées, pour éviter le tumulte et le scandale que cause souvent leur passage à pied sur la voie publique.

13° Les feuilles de visite, rendues plus faciles à consulter par le résumé des opérations de chaque jour, devront servir à dresser, pour chaque trimestre et ensuite pour chaque année, une statistique exacte de l'état sanitaire de la prostitution publique, à Lyon, avec toutes les indications qui se rattachent à ce genre de recherches.

14° La taxe des maisons de tolérance doit être maintenue et basée sur le nombre des filles de chaque établissement.

La taxe individuelle des filles publiques isolées ne doit jamais être que facultative.

Elle peut varier dans sa quotité, suivant les convenances locales, sans conférer aux prostituées d'autre avantage que celui d'être visitées au Bureau des mœurs à des jours particuliers.

15° Le produit des taxes doit être employé à l'entretien du matériel de la visite, à la recherche plus active des filles clandestines, et à la création d'institutions de travail et de charité pour les prostituées que leur repentir ou leur misère peut rendre dignes de compassion.

C. *De la prophylaxie des maladies vénériennes.*

Votre Commission, Messieurs, uniquement préoccupée de l'intérêt sanitaire de la population, ne peut qu'encourager et recommander l'emploi des moyens préservateurs des maladies vénériennes.

Mais, tout en admettant les effets plus ou moins salutaires de ces recettes diverses, elle pense :

1° Que la prophylaxie des maladies vénériennes, en tant qu'elle regarde l'Administration, consiste surtout à faire pénétrer dans les habitudes des filles publiques l'usage de plus en plus fréquent des bains et des soins de propreté, et à répandre dans le peuple, sous le rapport de l'hygiène, l'instruction qui seule peut l'affranchir des préjugés relatifs aux affections génitales, et éclairer sa confiance trop souvent abusée par les annonces du charlatanisme.

2° Quant aux préservatifs individuels proprement dits, la Commission croit que, sans négliger les recettes connues, et qui peuvent être recommandées, la sécurité principale des rapports sexuels réside avant tout dans la visite préalable des organes génitaux des deux sexes, et dans des ablutions consécutives répétées faites avec de l'eau pure, ou mieux avec des liquides spéciaux, préparés pour cet usage.

3° Pour rendre cette visite préalable obligatoire et certaine dans les maisons de tolérance, les maîtresses doivent être administrativement responsables de son exécution, et pour cela, obligées de payer une forte amende chaque fois qu'une de leurs filles aura été reconnue malade.

4° Parmi les moyens de prévenir, sur une large échelle, l'invasion des maladies vénériennes, la Commission met en première ligne l'institution de visites sanitaires fréquentes, par lesquelles on s'assurerait de l'état de santé de tous les groupes d'hommes sur qui le pouvoir peut étendre sa surveillance administrative : non-seulement les soldats et les marins, mais encore les prisonniers, les malfaiteurs et les vagabonds.

5° Elle propose aussi qu'à l'exemple de l'Allemagne, les vastes ateliers de l'Etat et les grandes manufactures de l'industrie publique ou privée, soient légalement assujettis à des mesures sanitaires capables de restreindre de plus en plus la propagation des maladies contagieuses.

6° Ces mesures devraient s'appliquer plus particulièrement aux usines, telles que les verreries de notre département, où les ouvriers s'infectent souvent entre eux, dans l'exercice même de leur profession.

7° A ce sujet, votre Commission pense que *l'embout Chassagny*, pouvant sûrement empêcher la contagion chez les verriers, il y a lieu d'en recommander instamment l'usage aux ouvriers et à leurs patrons, à charge pour eux d'être rendus civilement responsables d'une infection dès lors imprudemment et volontairement transmise, et d'être d'autant plus sévèrement punis, qu'ils auraient mieux pu prévenir le mal dont ils auront été cause.

8° La même responsabilité légale et le même intérêt sanitaire prescrivent aux médecins d'apporter la plus scrupuleuse attention dans l'examen des nourrissons et des nourrices, et dans le choix du vaccin.

9° La Commission regarde la fréquence des infections de syphilis vaccinale, comme une indication formelle de revenir le plus possible au *cowpox* pour la vaccination.

10° Dans le cas contraire, pratiquer l'opération avec le vaccin d'enfants ayant au moins trois mois révolus, éviter de faire saigner le bouton vaccinifère, et laver la lancette à chaque inoculation ; ce sont là des règles que tout médecin prudent doit adopter.

III. — Conclusions relatives aux secours publics et gratuits.

Les secours publics institués pour la guérison gratuite des maladies vénériennes, soit à cause de la gravité et du grand nombre de ces maladies, soit surtout à cause de leur caractère contagieux, sont aussi indispensables, pour le moins, que les secours prodigués avec une faveur croissante pour la cure des autres affections.

Pénétrée de cette vérité et sûre d'être l'interprète fidèle de l'opinion générale sur ce point, votre Commission, Messieurs, regrette de n'avoir à émettre que des vœux ; mais elle les soumet avec confiance à votre approbation dans les propositions suivantes :

1° L'Administration de nos hôpitaux doit recevoir désormais librement et sans condition, dans ses asiles, les vénériens des deux sexes, quel que soit leur pays ou le temps de leur séjour à Lyon, comme elle le fait pour les autres malades.

2° Les vénériens doivent être retenus à l'hôpital assez longtemps pour que leur guérison, et particulièrement celle des syphilitiques, soit assurée.

3° Les malades incomplètement guéris ou atteints de récidive, doivent être encouragés par de bons procédés à revenir volontiers à l'hôpital, les jours de consultation, et même à entrer dans les salles, pour compléter leur cure.

4° Les consultations gratuites ne remédient que bien incomplètement à la propagation des maladies vénériennes;

la séquestration temporaire des vénériens dans les hôpitaux doit être le plus possible substituée à la liberté regrettable, laissée aux malades par les consultations.

5° L'hospitalisation des vénériens, à Lyon, bien que relativement supérieure, pour le nombre des malades reçus, à celle des autres villes de France et de Paris même, ne répond pas encore aux besoins actuels de la population, surtout pour les vénériens libres des deux sexes.

6° L'extension et le perfectionnement à donner à l'hospitalisation lyonnaise des vénériens, peuvent trouver leurs moyens d'exécution dans les ressources actuelles des hôpitaux et, au besoin, dans le rétablissement des subventions annuelles, accordées autrefois aux hospices par la ville de Lyon.

7° Le séjour des vénériens dans les hôpitaux, et particulièrement celui des filles publiques, doit être mis à profit pour les moraliser par le travail et par l'instruction. L'oisiveté corruptrice dans laquelle vivent en général ces malades, doit être combattue par tous les moyens possibles.

8° Un ouvroir annexé aux hôpitaux ou dépendant de l'Administration municipale, doit être créé et entretenu par les produits de la taxe, pour recueillir, au moins temporairement, les prostituées repentantes et les ouvrières sans ouvrage que la misère pousse à se prostituer pour vivre.

Il n'est pas nécessaire de s'aventurer bien loin dans les domaines de l'économie politique et de l'hygiène sociale, pour comprendre quels avantages moraux et matériels résultent de la diminution des maladies vénériennes, et de quel triomphe serait leur disparition pour l'humanité. Aussi, votre Commission, sans trop généraliser le but de ses recherches, se plaît à constater : 1° que la Société, par la multiplication des secours propres à limiter les effets de la syphilis, conserve ou rend au commerce, à l'industrie, à l'armée, en un mot à toutes les carrières de l'activité humaine, une multitude de bras que la maladie, au grand détriment de la richesse sociale, tient plus ou moins longtemps improductifs ; 2° que les sacrifices qu'elle s'impose pour réduire de plus en plus le nombre des vénériens, c'est-à-dire les non-valeurs sociales, sont largement compensés par les profits qu'elle retire, soit de la conservation de la race, soit de l'accroissement des produits de toute sorte.

Enfin, Messieurs, votre Commission, osant rêver l'extinction de la syphilis, ne voit d'autre moyen de réaliser, un jour, cette lointaine espérance, que d'imiter nos ancêtres acharnés à la disparition de la lèpre et de la peste en Europe.

Dans ce but, elle voudrait qu'à la suite de conférences internationales, comme il y en eut autrefois pour les quarantaines, comme il y en existe aujourd'hui contre le choléra, une Commission universelle provoquât partout, dans la France entière et chez toutes les nations civilisées, un ensemble de mesures propres à combattre et finalement à détruire la syphilis qui, dans les temps modernes, est le plus grand fléau de l'espèce humaine.

En vous remettant, Messieurs, son travail, votre Commission aurait obtenu tout le fruit qu'elle en espère, si, après avoir approuvé ses propositions générales, la Société impériale de médecine de Lyon, prenant l'initiative de cette immense réforme, jugeait à propos de communiquer officiellement les conclusions de son rapport, non seulement au premier administrateur de notre ville et de notre département, pour lui faire connaître vos vues philanthropiques, mais encore aux présidents des Sociétés savantes avec lesquelles vous êtes en relation et aux diverses associations médicales de la France.

Cette communication multiple, cet appel chaleureux à tous les corps constitués capables de contribuer à un si grand résultat, ne tendrait à rien moins qu'à amener, sur le sujet que vous aurez longuement élaboré, un *consensus* général bien digne d'émouvoir, à son tour, le pouvoir de l'Etat; car, l'Etat seul est assez puissant pour susciter le Congrès spécial, d'où devrait sortir le code des mesures sanitaires que nécessitent l'extinction des maladies vénériennes et particulièrement la disparition de la syphilis (1).

(1) La Société impériale de médecine de Lyon, après avoir consacré neuf séances à entendre et à discuter ce rapport, en a adopté les conclusions dans sa séance du 14 mai 1866, et a décidé que la proposition de prophylaxie générale qui les termine, tout en restant approuvée par elle, était renvoyée à la Commission pour devenir l'objet d'une étude particulière, dans laquelle seraient examinées toutes les questions pratiques qui se rapportent à ce sujet, et surtout les voies et moyens de faire un appel utile à l'intervention de l'Etat, pour l'extinction de la syphilis.

NOTES EXPLICATIVES.

Note 1, p. 13.

L'hospice de l'Antiquaille est un asile mixte de plus de 1600 lits, qui contient à la fois les aliénés des deux sexes, les vénériens, les dartreux, les teigneux et quelques incurables. Les aliénés seuls occupent, fort à l'étroit, 940 lits. Les vénériens n'en ont que 92, dont le tiers même est payant. Les vénériennes, installées dans un établissement voisin et dépendant de l'Antiquaille, disposent maintenant de 224 lits pour les malades de toute classe.

Pour l'administration, l'Antiquaille est réuni aux autres hôpitaux de Lyon, depuis le 1er janvier 1866,

Note 2, p. 15.

« La sévérité des mesures de police influe sensiblement sur le chiffre du personnel de la prostitution. Lorsque le raccrochage sur la voie publique est rigoureusement interdit aux filles inscrites, leur nombre diminue, mais en même temps le nombre des prostituées clandestines augmente. Le raccrochage est fait par ces dernières; la morale n'y gagne rien et la santé publique y perd beaucoup.

« Selon mon opinion, la police devrait réprimer sévèrement tout ce qui est scandaleux, savoir : les toilettes et les allures excentriques, les provocations et les appels directs dans les rues ; mais elle devrait tolérer la circulation des filles d'une tenue décente ; elle devrait tolérer de la part des filles soumises ce qu'elle est obligée de tolérer des prostituées clandestines. » (Jeannel, *note manuscrite communiquée par M. Diday*).

Note 3, p. 16.

Sainte-Marie affirme qu'en 1819 trente mille femmes *au moins* vivaient, dans la ville et les faubourgs, de la prostitution ou de ses produits. (*Police méd.*, p. 60.) En 1842, M. Potton, d'après des renseignements qu'il croit exacts, arrive à cette proportion énorme d'une femme sur dix vivant dans le désordre ; ce qui, aujourd'hui, sur une population de 300,000 âmes, et en supposant que les deux sexes fussent égaux en nombre, ferait 15,000 femmes appartenant plus ou moins à la prostitution clandestine, et concourant à la propagation des maladies vénériennes. (*De la prostit. à Lyon*, p. 34.)— Ce sont là des appréciations très-incertaines et qu'il est impossible d'établir avec quelque précision.

Note 4, p. 18.

Statistique comparative des maladies vénériennes parmi les troupes dans quelques villes de garnison en 1860. — Jeannel, *De la prostit.publiq..* p. 269 et suiv.

Noms des garnisons.	Effectif moyen annuel.	Nombre total des vénériens entrés à l'hôpital.	Nombre des vénériens entrés à l'hôpital pour 100 hommes d'effectif.	OBSERVATIONS.
Paris.	44911	1525	3,39	Les villes sont rangées selon le nombre des vénériens entrés aux hôpitaux militaires pour 100 hommes d'effectif. Le chiffre de l'effectif moyen annuel a été obtenu en divisant par 12 le nombre total d'hommes (officiers, sous-officiers, caporaux et soldats) présents au premier jour de chaque mois de l'année entière.
Mons.	3140	147	4,67	
Namur.	1750	93	5,31	
Metz.	8543	477	5,58	
Anvers.	5722	335	5 81	
Strasbourg.	8069	506	6,28	
Bruges.	1297	88	6,77	
Bruxelles.	3990	281	7,04	
Montpellier.	3263	242	7,41	
Toulouse.	4692	383	8,16	
Constantine	4471	378	8,45	
Rome.	8562	747	8,72	
Rennes.	2895	270	9,32	
Liége.	2075	199	9,58	
Malines.	1167	119	10,19	
Bordeaux.	2018	209	10,35	
Gand.	2569	267	10,38	
Lille.	3656	425	11,62	
Marseille.	3331	425	12,78	
Lyon.	15000	2448	16,32	
Alger.	4424	868	19,60	
Nancy.	1508	901	59,81	

Note 5, p. 19.

Statistique comparative du nombre des vénériens de la garnison de Lyon de 1855 à 1864.

Années.	Effectif moyen annuel des troupes.	Nombre total des vénériens reçus à l'hôpital	Nombre des vénériens entrés à l'hôpital p. 100 hommes d'effectif.	Proportion générale de 1 vénérien sur *tant* d'hommes d'effectif
1855	15,000	2540	16,93	5,80
1856	15,000	3213	21,42	4,67
1857	15,000	2223	14,82	6,67
1858	15,000	2041	13,27	7,35
1859	15,000	2383	15,88	6,30
1860	20,158	2448	12,14	8,30
1861	19,782	2046	10,34	9,67
1862	20,858	1793	8,59	11,63
1863	18,515	1392	6,97	13,30
1864	17,824	1179	6,61	15,12

Observations. — Les cinq premières années (1855 à 1859), avec l'effectif invariable de 15,000 hommes, reproduisent, pour la proportion des malades, les calculs de M. Marmy. L'effectif de 15,000 hommes étant trop *faible* d'un tiers ou d'un quart, par suite de l'omission des troupes du camp de Sathonay, la proportion des malades est, en général, trop *forte* de la même quantité. — Les cinq dernières années (1860 à 1864) ont été calculées sur l'effectif officiel, communiqué par M. le sous-intendant militaire Geoffroy, et d'après les états numériques des vénériens des hôpitaux, transmis par M. le docteur Salleron, médecin principal, chef de l'hôpital militaire, et par M. le docteur Marmy, médecin principal, chef de l'hôpital des Collinettes. La proportion des vénériens, pour ces cinq dernières années, est par conséquent aussi exacte que possible.

La statistique ci-dessus manque, pourrait-on croire, d'une valeur absolue, parce qu'elle ne tient compte que des vénériens reçus dans les hôpitaux militaires de Lyon et non des malades traités, pour affections légères, à la caserne. Cette différence laisse cependant à la statistique précédente une valeur comparative incontestable, parce qu'elle reste proportionnellement la même pour chaque année, et parce qu'elle est d'ailleurs compensée par un équivalent de vénériens militaires de passage qui entrent dans les hôpitaux ou qui sont évacués sur Lyon par les garnisons voisines.

Note 6, p. 29.

L'Administration de laquelle relève la police sanitaire se compose : 1° du préfet ; 2° du secrétaire général pour la police ; 3° du chef de la première division (police exécutive) ; 4° d'un chef de bureau, chargé du contrôle administratif du Bureau des mœurs.

Le personnel du Bureau des mœurs comprend : 1° un commissaire spécial de police, ayant la signature et responsable ; 2° un inspecteur qui dirige le Bureau et les employés placés sous ses ordres ; 3° un secrétaire, pour les écritures ; 4° cinq agents, pour la surveillance extérieure et les détails du service.

L'inspecteur a 1,800 fr. d'appointements, et les agents 1,200 fr. Ces traitements nous paraissent bien faibles pour les services difficiles et pénibles que rendent les employés du Bureau des mœurs.

Nous saisissons l'occasion de cette note pour adresser nos remerciements aux divers membres de l'Administration qui ont bien voulu nous donner des renseignements et faciliter nos recherches avec un empressement et une obligeance que nous nous plaisons à reconnaître. C'est pour nous un devoir de citer particulièrement M. Wentz-Lacretelle, chef de la première division de la police exécutive qui centralise directement tout le service et qui s'acquitte de ses fonctions délicates avec le plus grand zèle ; et M. Morel, inspecteur du service des mœurs, dont l'activité et l'intelligence contribuent à donner à la police sanitaire une bonne impulsion.

Note 7, p. 30.

La comptabilité du bureau des mœurs offre actuellement toutes les garanties d'exactitude. Elle comprend :

1° Le grand livre ou *registre matricule* où sont inscrites toutes les filles, en maison ou en chambre, avec leur état civil, leurs antécédents et leurs mutations ; 2° le registre des *maisons de tolérance* pour les maîtresses et leurs pensionnaires, etc. ; 3° le registre des *filles isolées*, distribuées par séries, suivant les jours fixés pour leurs visites règlementaires.

Il y a, en outre, des livres supplémentaires pour les entrées et les sorties de l'Antiquaille, pour les contre-visites, pour les dispenses, pour les contraventions, pour les punitions, pour les arrestations, et enfin des répertoires alphabétiques qui permettent de remonter facilement du nom d'une fille à tout ce qui la concerne.

Tous ces registres ont leur double à la Préfecture pour établir le contrôle rigoureux du service. Les dossiers sont complétés par les pièces de la correspondance administrative dont chaque fille a été 'objet.

La science, à l'avenir, trouvera donc dans les bureaux de l'Administration des éléments de statistique qui n'existaient pas jusqu'ici.

Note 8, p. 30.

L'enquête pour une inscription nouvelle qu'elle soit *volontaire* ou imposée *d'office*, exige les conditions suivantes :

1° Une ou plusieurs *comparutions au Bureau des mœurs* de la fille à inscrire.

Ces comparutions, surtout pour une fille qui n'est pas tout à fait perdue, ont pour but, soit de la détourner, s'il se peut, de la prostitution, soit de bien établir sa volonté définitive et les convenances de tenir compte de sa demande. Procès-verbal est dressé de son état civil, de son signalement, de sa santé (car, si elle y consent, elle subit dès lors la visite), des motifs de son inscription éventuelle, des pièces qu'elle a produites et de la suite à donner à l'enquête, suivant les circonstances.

Si la fille est majeure, et surtout si elle a déjà été inscrite dans une autre ville, l'inscription a lieu sans délai sur sa demande, et les formalités, s'il y a lieu, s'accomplissent après. Si elle est mariée, il faut le consentement du mari ou la présomption de son délaissement.

2° *Une correspondance administrative* locale ou extérieure, pour avoir son acte de naissance, des renseignements sur ses antécédents, sur sa conduite actuelle, sur l'opportunité de l'inscription, etc., etc.

3° *Un ordre du préfet*, au commissaire de police spécial, de procéder à l'inscription dans les formes ordinaires. Si l'inscription n'est pas accordée à cause de l'opposition des parents ou pour tout autre motif, le commissaire spécial doit veiller à ce que la fille refusée ne soit reçue dans aucune maison de tolérance.

Les filles mineures ne sont inscrites ni sur leur demande ni d'office ; elles sont seulement tolérées, quand on ne peut pas mieux faire, et alors soumises aux visites sanitaires, comme les filles inscrites. Elles ne peuvent jamais être admises dans les maisons publiques.

Voici l'interrogatoire d'une fille en instance ; il indique tout ce qu'il importe de savoir pour les besoins ultérieurs de la statistique générale :

1° Quels sont vos noms, prénoms, âge, date et lieu de votre naissance, ainsi que les noms de vos père et mère ?

2° Quelle est votre profession ?

3° Combien gagnez-vous en moyenne par jour, et cela vous suffit-il pour vivre ?

4° Êtes-vous mariée, veuve ou célibataire ?

5° Avez-vous des enfants et combien ?

6° Savez-vous lire et écrire ?

7° A quelle religion appartenez-vous ?

8° Avez-vous encore vos père et mère, où demeurent-ils et quelle est leur industrie ?

9° Depuis quelle époque avez-vous quitté votre famille et votre pays et pour quel motif ?

10° Depuis quelle époque habitez-vous Lyon et où demeuriez-vous avant ?

11° Quel est votre domicile actuel à Lyon et ceux précédents?

12° Etes-vous en garni ou dans vos meubles ?

13° Depuis quand faites-vous de la prostitution et à quelle époque remontent vos premiers rapports avec les hommes?

14° Avez-vous déjà été fille soumise, soit en maison ou isolée, dans d'autres villes? Indiquez ces villes.

15° Avez-vous subi des condamnations judiciaires?

16° Avez-vous été atteinte de maladies vénériennes, combien de fois, de quelles maladies? où avez-vous été traitée, et pendant combien de temps?

17° Etes-vous dans l'intention de rentrer dans votre pays ou dans votre famille ?

18° Etes-vous bien résolue à vous faire inscrire sur le registre des filles soumises et à observer le règlement dont voici les dispositions essentielles? (Celles qui sont portées sur la *carte*, page 137).

A la suite de cet interrogatoire, le commissaire spécial donne ses renseignements particuliers et son avis, et conclut qu'il y a lieu de proposer l'inscription à la décision administrative.

La radiation d'une fille du registre matricule n'a lieu que sur sa demande formelle et après un an d'épreuve. Pendant les trois premiers mois la visite sanitaire reste obligatoire et la surveillance de police plus grande qu'à l'ordinaire. On rend alors à la fille libérée les pièces qu'elle a produites, au moment de son inscription, et on lui retire sa carte.

En 1864, les demandes en radiation ont été de 70 ; elles ne se sont élevées qu'à 44 en 1865.

Note 9, p. 30.

Quelques filles mineures, à l'instigation de l'Administration et sur le vu d'une ordonnance du président du tribunal civil, sont enfermées par mesure de correction. Les parents consentent volontiers à entrer dans cette voie, lorsque leurs avis et leurs conseils sont restés sans résultat satisfaisant. D'autres filles sont réclamées et envoyées dans leur pays avec un passeport et des secours de route. Quelquefois, les parents éloignés envoyent de l'argent pour le voyage et viennent attendre leur enfant en un lieu désigné, sur lequel l'Administration s'sssure que la jeune fille est exactement acheminée.

Note 10, p. 31.

Une fois inscrite sur le registre matricule, la prostituée reçoit une *carte* sur laquelle sont indiquées, d'un côté, ses jours de visite avec la place pour la date de la visite et le *visa* du médecin, et de l'autre côté, les principales dispositions du règlement qu'elle doit observer. Voyez ci-contre la reproduction exacte de cette carte.

NOM ET PRÉNOMS ______________________

ANNÉE 186__ N° M^le ______

Jours obligés des Visites :

Les ________________ *de chaque Mois.*

Lorsque les jours indiqués seront des jours fériés, les Visites auront lieu la veille.

MOIS.	VISITES	VISA	VISITES	VISA	VISITES	VISA
Janvier.......						
Février.......						
Mars.......						
Avril.......						
Mai.......						
Juin.......						
Juillet.......						
Août.......						
Septembre..						
Octobre.....						
Novembre ..						
Décembre...						

EXTRAIT DES RÈGLEMENTS.

Il est défendu aux Filles publiques :

De se montrer, à quelque heure que ce soit, à leurs fenêtres, pour y provoquer les passants par gestes ou par paroles ;

De se tenir sur le devant des portes ; de fréquenter les allées de traverse, les passages, les lieux déserts et obscurs ;

De se faire remarquer dans les rues par leur costume (*leur mise doit être décente*), d'y stationner, *d'arrêter* et même *d'adresser la parole* aux passants ;

De se promener en compagnie avec d'autres filles et même avec des hommes, et de se faire suivre ou accompagner par des hommes ;

De circuler après la chute du jour.

Il leur est enjoint d'être toujours munies de leur *Carte sanitaire* et de la présenter à toute réquisition des Officiers et Agents de la force publique ;

De se soumettre aux visites médicales, tous les dix jours et *aux jours fixés* sur leur carte ; les visites seront plus fréquentes si l'Administration le juge convenable.

Celles qui contreviendront aux dispositions qui précèdent, seront invitées par les Agents à se rendre au Bureau des Mœurs, pour y subir une punition qui sera double, si elles n'obtempèrent pas à l'ordre qu'elles auront reçu.

Chaque fois qu'une Fille changera de domicile, elle devra se munir d'un *Certificat* de M. le Commissaire de police de son quartier attestant sa nouvelle adresse, et en faire la déclaration au Bureau des Mœurs dans les vingt-quatre heures. — Celles qui donneront de fausses indications de demeure, de nom ou d'âge, encourront des peines très-sévères.

Note 11, p. 31.

Pour chaque *mutation* extérieure il existe des circulaires administratives par lesquelles les chefs de la police des mœurs, dans les autres villes, sont avertis du départ de Lyon d'une fille en voyage, ainsi que de l'état de santé à sa dernière visite, afin qu'ils puissent prescrire à son égard, dans le lieu de sa nouvelle destination, les mesures de surveillance qui seront jugées nécessaires. Il arrive assez souvent que les filles disparaissent sans faire connaître le lieu où elles se rendent ; à leur retour, elles sont sévèrement punies. Des mesures semblables sont prises pour les *mutations* intérieures. L'Administration centrale sait, chaque jour, par le rapport du Bureau des mœurs, si une fille a changé de quartier, si elle est à l'hôpital, en prison ou ailleurs, et rien, à cet égard, ne peut se faire sans son approbation écrite.

Note 12, p. 31.

La loi du 22 juillet 1791 qui frappe certains attentats aux mœurs, ne dit rien de la prostitution. « C'est, dit Parent-Duchâtelet (T. 11, p. 336), que le législateur a pensé que la prostitution, ne pouvant être interdite, devait être réglementée ; qu'elle ne pouvait l'être par une loi dans laquelle serait écrit que la prostitution est une profession, et par cette dernière raison que l'Administration, qui y avait suffisamment pourvu, saurait y pourvoir à l'avenir. » Cette absence de toute disposition législative fait que chaque ville a un règlement particulier, dont la pénalité est différente. Cette pénalité, jusqu'en 1830, était assez forte. A Paris, elle pouvait aller jusqu'à un an de prison, sur la décision du préfet de police. Elle s'est adoucie à mesure que la légalité a pris plus de place dans les habitudes administratives. A Lyon, elle n'est aujourd'hui, pour les filles en faute, que de deux à quatre jours de détention au Dépôt de sureté du Bureau des mœurs et, au plus, de 20 jours de prison à Saint-Joseph ; c'est là, paraît-il, une latitude insuffisante pour quelques sujets incorrigibles. Par contre, la fermeture plus ou moins prolongée des établissements (2, 4, 8, 10, 15 jours) comme répression appliquée aux maîtresses est parfois une mesure trop sévère, et qui ne laisse pas assez de gradation dans les peines. Le système des amendes, s'il pouvait être pratiqué administrativement, serait préférable.

Note 13, p. 33.

Projet de rapport quotidien du Bureau des mœurs à l'Administration centrale (modèle réduit de moitié).

1re DIVISION — PRÉFECTURE DU RHONE — POLICE DES MŒURS

Situation du 186

MOUVEMENT					OBSERVATIONS
NOMBRE DES FILLES	EN TOLÉRANCE	ISOLÉES	CLANDESTINES	TOTAL	
Filles existant le matin	318	300	»	618	
— inscrites dans la journée	4	2	»	6	
— parties, disparues, dispersées ou rayées	3	1	»	4	
— déclarées malades	2	3	4	9	
— restant le soir	319	301	»	620	

ARRESTATIONS (1)					CONTRAVENTIONS (2)		
Nos MATRICULES	NOM DES FILLES	MOTIFS	NOMBRE DE JOURS DE PUNITION		NOMS ET PRÉNOMS	DOMICILE	MOTIFS
			DÉPÔT DE SURETÉ	PRISON			

Lyon, le 22 novembre 1865

Vu : le Commissaire spécial,

L'Inspecteur du service des Mœurs,

(1) Les arrestations concernent plus particulièrement les filles isolées, soumises ou clandestines.

(2) Les contraventions sont dressées surtout contre les particuliers, pour des faits relatifs aux filles publiques, tels que logement ou asile donné sans autorisation, etc.

Suite de la note 13.

Nous croyons devoir donner ici le règlement qui régit, à Lyon, la prostitution publique; nous n'en connaissons pas de plus clair, de plus précis, de plus ferme, ni généralement de plus pratique.

RÈGLEMENT DE POLICE
SUR LES FILLES PUBLIQUES DANS LA VILLE DE LYON ET LES COMMUNES
DÉPENDANT DE L'AGGLOMÉRATION LYONNAISE.

Nous, préfet du Rhône,

Vu les lois des 16-24 août 1790, 19-22 juillet 1791, 18 juillet 1837 et 19 juin 1851;

Vu les décrets des 4 septembre 1851 et 24 mars 1852;

Vu l'article 330 du Code pénal;

Considérant qu'il importe de prescrire des mesures pour réprimer le scandale qu'occasionnent les filles publiques, et prévenir les effets de la contagion engendrée par la prostitution,

Arrêtons :

TITRE Ier. — *Des filles publiques.*

ART. 1er. — A compter du jour du présent Arrêté et à l'avenir, il est défendu à toute femme de se livrer à la prostitution, sans avoir fait préalablement une demande en inscription à notre Préfecture, et avoir obtenu une carte sanitaire.

ART. 2. — Les demandes doivent être appuyées de l'acte de naissance et de pièces constatant l'identité et la position de la postulante. Ces pièces resteront déposées à notre Préfecture; elles ne seront rendues à la déposante qu'en cas de départ, de radiation des contrôles et sur la remise de la carte sanitaire.

Art. 3. — Les cartes sanitaires ne seront jamais délivrées à des femmes âgées de moins de 21 ans. Elles ne leur seront remises qu'après que leur état de santé aura été constaté.

Art. 4. — Les filles publiques sont classées :

En filles de maison ;

En filles isolées.

Les premières sont celles qui demeurent dans des maisons de débauche, dites de *tolérance*, et qui se trouvent sous la dépendance de l'autorité de maîtres ou maîtresses de maison.

Les secondes sont celles qui ont un domicile particulier, soit dans un appartement garni, soit dans un appartement à terme dont le mobilier est leur propriété.

Art. 5. — Au moment de leur inscription, elles sont tenues de faire connaître à quelle classe elles veulent appartenir, et d'indiquer la maison de tolérance dans laquelle elles doivent être reçues, ou, si elles sont filles isolées, leur domicile, par rue, maison, numéro et étage.

Art. 6. — Elles peuvent passer d'une classe à une autre, à charge par elles d'en faire la déclaration au bureau chargé de ce service à notre Préfecture, et d'y échanger la carte sanitaire.

Il leur est enjoint de déclarer, dans les vingt-quatre heures, au plus tard, au même bureau, tous changements de domicile ou de maison de tolérance.

Art. 7. — Toute femme qui se livre notoirement à la prostitution, est réputée fille publique. A défaut de demande en inscription, elle sera inscrite d'office, soumise aux dispositions du présent règlement, sans préjudice des poursuites qui pourraient être dirigées contre elle.

Art. 8 — Toute fille publique qui, quoique munie de sa carte, n'aura pas de domicile certain, sera considérée comme en état de vagabondage, et mise à la disposition du Procureur de la République, conformément aux articles 249 et suivants du Code pénal.

Art. 9. — Il est défendu aux filles publiques de se montrer, à quelque heure que ce soit, à leurs fenêtres pour y provoquer les passants, par gestes ou par paroles ;

De se tenir sur le devant des portes, de fréquenter les passages, les lieux déserts et obscurs, de circuler dans les rues.

Art. 10. Les filles publiques devront toujours être munies de leur carte sanitaire, et la représenter à toute réquisition des officiers et agents de police.

Art. 11. — Toute fille publique qui voudra renoncer à la prostitution, sera, sur sa demande et lorsqu'il aura été constaté qu'elle est revenue à une conduite meilleure, rayée du registre d'inscription.

Cette radiation ne pourra avoir lieu que trois mois après la déclaration faite (1).

Titre II. — *Des maîtres et maîtresses de maison.*

Art. 12. — Il est expressément interdit d'ouvrir une maison de débauche, dite de *tolérance*, pour y entretenir des filles publiques, sans en avoir obtenu notre autorisation.

Art. 13. — La demande qui nous sera adressée à cet effet, devra être accompagnée d'une description des lieux et du consentement écrit du propriétaire de la maison.

Art. 14. — Le nombre des filles qui pourra être admis dans les maisons de tolérance, sera fixé par l'autorisation.

Art. 15. — Les fenêtres des maisons de tolérance devront être constamment garnies de rideaux, jalousies ou persiennes, afin que, du dehors, la vue ne puisse pénétrer à l'intérieur.

Art. 16. — Les escaliers des maisons de tolérance devront être, aussitôt la chute du jour et jusqu'à minuit, constamment éclairés.

Art. 17. — Les maîtres et maîtresses de maisons tiendront un registre coté et paraphé par le commissaire de police du quartier.

---

(1) La radiation n'a lieu aujourd'hui qu'au bout d'un an. L'épreuve de la visite sanitaire, seule, dure trois mois.

Ce registre, qui devra être constamment à jour, indiquera pour chaque fille publique :

La date d'entrée ;

Les nom et prénoms ;

Le numéro de la carte d'inscription.

En cas de sortie :

La date de la sortie ;

La cause de la sortie ;

Ce que la fille publique est devenue.

Ils tiendront, en outre, des feuilles sur lesquelles ils inscriront tous les jours les noms, profession et domicile des individus qui auront passé la nuit dans leurs maisons.

Ces feuilles seront remises dans les 24 heures à l'inspecteur préposé à la surveillance de la prostitution, pour être déposées aux archives de notre Préfecture de police (1).

Art. 18. — L'arrivée et le départ, quelle qu'en soit la cause, d'une des filles admises, sera, le jour même, à la diligence des maîtres ou maîtresses de maisons, signalé au bureau chargé de ce service à notre Préfecture.

Art. 19. — Il est enjoint aux maîtres ou maitresses de maison de déclarer, sans aucun retard, au même bureau, les filles chez lesquelles le virus vénérien se manifesterait. A défaut de cette déclaration, celles reconnues atteintes de maladies, lors des visites médicales dont il sera parlé ci-après, seront envoyées à l'hospice de l'Antiquaille pour y être traitées aux frais des maîtres ou maîtresses de maisons, et les maisons seront fermées pendant un temps fixé par nous, selon le degré de culpabilité des maîtres ou maîtresses(2).

Art. 20. — Il est défendu aux maîtres et maîtresses de maison :

(1) Cette déclaration ne s'est pas maintenue dans la pratique.

(2) On voit que la responsabilité des maîtresses de maisons est inscrite dans le règlement ; il reste à la faire passer dans l'exécution.

De loger des filles publiques en nombre plus considérable que celui autorisé ;

D'en admettre qui ne seraient pas munies de carte sanitaire ;

D'accueillir, *même temporairement*, soit pendant le jour, soit pendant la nuit, des femmes qui se livreraient à la prostitution, qu'elles soient ou non munies de cartes ;

De laisser circuler les filles publiques qu'ils entretiennent ;

De recevoir des militaires après la retraite ;

D'ouvrir la porte de leur maison aux personnes qui se présenteraient après minuit ;

De vendre du vin et des liqueurs ; en un mot de tenir café, cabaret ou débit de boisons.

ART. 21. — L'infraction aux dispositions qui précèdent sera punie administrativement par le retrait de l'autorisation, à quelque époque qu'elle ait été obtenue, sans préjudice des poursuites judiciaires.

ART. 22. — Les maîtres et maîtresses de maison sont personnellement responsables des désordres qui ont lieu, soit à l'intérieur soit à l'extérieur de leur habitation, par le fait des filles publiques qu'ils reçoivent.

TITRE III. — *Des visites médicales.*

ART. 23. — Les visites médicales ont lieu trois fois par mois.

Elles sont faites par des médecins commis par nous, soit à domicile, soit à notre Préfecture, dans un local spécialement affecté à cette destination.

Les filles publiques sont en outre visitées chaque fois qu'elles changent de classe, et chaque fois qu'elles passent d'une maison de tolérance dans une autre.

Des visites inopinées auront lieu toutes les fois que nous le jugerons convenable.

L'agent de police qui accompagne le médecin dans les maisons de tolérance ne devra, sous aucun prétexte, être présent à la visite.

Art. 24. — Les visites médicales sont constatées sur la carte sanitaire par l'apposition de la signature du médecin, et, en outre, pour les filles de maisons, par le visa du médecin sur le registre tenu en conformité de l'art. 17.

Art. 25. — Toute fille publique reconnue malade sera transférée à l'hospice de l'Antiquaille, dans le jour même, pour y être traitée.

Art. 26. — Les filles publiques envoyées à l'Antiquaille seront soumises aux règles et aux travaux de l'hospice. Elles y resteront aussi longtemps que le médecin le jugera nécessaire, tant pour le traitement que pour s'assurer de la parfaite guérison.

Titre IV. — *Dispositions générales.*

Art. 27. — Les maisons de tolérance, ainsi que le domicile des filles isolées, seront ouverts à toute heure, de jour comme de nuit, aux officiers et agents de police, toutes les fois qu'ils se présenteront pour les visiter.

Art. 28. — Les maisons de passe, c'est-à-dire celles dans lesquelles les femmes qui se livrent à la prostitution sont reçues temporairement, ne pourront être établies que sur une permission spéciale délivrée par nous.

Les maîtres ou maîtresses de ces maisons sont tenus de se conformer strictement aux articles 12, 13, 15, 16 et 17 du présent Arrêté.

Art. 29. — Il sera donné lecture du présent règlement aux filles publiques et aux maîtres et maîtresses de maisons, avant la délivrance des cartes médicales ou de l'autorisation d'ouverture de maison de tolérance.

ART. 30. — Le présent Arrêté sera mis à exécution sans autre publication.

Lyon, le 14 mai 1852.

Le Préfet du Rhône,
BRET.

Certifié conforme :
Le Secrétaire général de la police,
CH. MENCHE DE LOISNE.

Note 14, p. 38.

Les filles mineures, qui forment une proportion considérable des filles clandestines, ne doivent pas échapper à la surveillance sanitaire. Le règlement ne permet pas, à Lyon, de les inscrire d'office sur le registre matricule, avant leur majorité; mais par mesure de surveillance et de salubrité, on les soumet aux visites sanitaires et on les assimile aux autres filles *en carte*, en leur conférant, sans inscription sur les registres, une carte particulière, qu'on appelle *carte blanche*.

A Paris, l'Administration se voit souvent forcée d'émanciper en quelque sorte d'office les filles mineures et de les admettre comme les autres à l'inscription et même dans les maisons de tolérance.

Note 15, p. 40.

Toute demande de tolérance est accueillie par l'Administration quand il n'y a pas d'opposition sérieuse.

On s'occupe en ce moment de restreindre le nombre des filles isolées, et d'obliger à entrer dans les maisons de tolérance celles qui ne rempliront pas certaines conditions.

Note 16, p. 40.

A Berlin, les plaintes des propriétaires voisins des maisons publiques obligèrent, en 1845, le gouvernement prussien à supprimer ces établissements et à en disperser au loin les filles. « Mais, dit le docteur Behrend (Parent-Duchâtelet, t. II, p. 673, 2e édit, 1857), les maisons fermées, la prostitution clandestine prit un développement extrême, la syphilis une extension nouvelle, et, après dix ans, sur la demande du général Wrangel, dont les soldats surtout avaient eu beaucoup à souffrir de cet état de chose, on en revint à ce mal nécessaire, le rétablissement des maisons de tolérance. »

Note 17, p. 41.

Il y a actuellement à Lyon 41 maisons de tolérance, réparties par quartiers, de la manière suivante :

Premier arrondissement (7 maisons, 60 filles). — Jardin-des-Plantes, 1 ; Chartreux, 0 ; Hôtel-de-Ville, 6.

Deuxième arrondissement (9 maisons, 63 filles). — Cordeliers, 2 ; Célestins, 4 ; Louis-le-Grand, 0 ; Perrache, 3.

Troisième arrondissement (16 maisons, 95 filles). — Saint-Louis, 3 ; Part-Dieu, 13 ; Saint-Pothin, 0 ; Brotteaux, 0.

Troisième arrondissement (4 maisons, 21 filles). — Serin, 0 ; Saint-Clair, 0 ; Croix-Rousse, 4.

Cinquième arrondissement (4 maisons, 23 filles). — Saint-Pierre-de-Vaise, 2 ; Pierre-Scize, 2 ; Métropole, 0 ; Saint-Just, 0.

Total : 41 maisons, 262 filles.

Ces maisons sont généralement écartées des églises, des établissements d'instruction, des siéges d'administrations, etc. On voit que quelques quartiers, soit à cause de leur élégance, soit à cause de leur destination, soit aussi à cause de leur manque de population, ou de leur pauvreté, ou de l'absence de rues appropriées à la prostitution, ne contiennent aucune maison de tolérance.

Les *maisons de passe* sont nombreuses à Lyon. Elles servent à recevoir passagèrement les filles isolées qui ne peuvent admettre des hommes chez elles, et surtout les femmes qui se livrent à la prostitution clandestine. Sauf une seule, elles ne sont pas autorisées par l'Administration ; mais la police les connaît pour la plupart, et en compte trente-six, dont les deux tiers se trouvent dans le centre de la ville ; le reste est aux Brotteaux et à la Guillotière. La surveillance des agents, limitée par les droits du domicile, se borne à se faire renseigner sur ce qui se passe dans ces maisons, par les filles qui les fréquentent. C'est à l'égard de ces repaires secrets de la prostitution qu'on peut regretter une plus efficace vigilance ; là, plus que partout ailleurs, la syphilis a son point de départ et ses moyens les plus actifs de propagation.

Note 18, p. 41.

Ces renseignements doivent être recueillis de manière à ménager les intérêts des maîtresses de maison et leur juste autorité. Toute mesure qui aurait pour effet de rendre les filles trop indépendantes des maîtresses et de nuire à la prospérité des établissements irait contre le but que doit se proposer l'Administration. C'est ainsi que cette surveillance de la conduite des maîtresses à l'égard de leurs filles, ne doit ressembler ni à un espionnage tracassier, ni à une protection partiale ; il faut qu'elle maintienne la balance égale, afin qu'il n'y ait ni tyrannie en haut, ni révolte en bas.

C'est dans ce sentiment de justice et de prévoyance, que l'Administration, pour ne pas laisser les filles en maison sortir trop facilement de chez leurs maîtresses et aller grossir les rangs des filles en chambre, a décidé qu'aucune d'elles, à moins d'être de Lyon ou du département du Rhône, ne pourrait quitter un établissement sans entrer dans un autre, et que, si elle ne consentait pas à ce genre de mutation qui lui était uniquement permis, elle devrait abandonner tout-à-fait la ville.

Cette mesure n'atteint pas toujours son but, et crée souvent des difficultés, parce que la fille de maison renvoyée, revient quelquefois obstinément, et ne pouvant se faire agréer comme fille isolée, elle cherche à se soustraire à la surveillance en se jetant dans la prostitution clandestine jusqu'à ce que, traquée sans cesse, elle soit de nouveau obligée de partir.

Note 19, p. 45.

On en voit qui, pour détourner les soupçons, simulent une maladie ordinaire et restent au lit jusqu'à ce qu'une visite à domicile démontre l'inutilité de leur feinte. D'autres cherchent à retenir un écoulement par quelque tampon de charpie ou d'éponge. D'autres se font cautériser et prétextent une écorchure; d'autres, enfin, masquent ingénieusement une ulcération par une pellicule de baudruche colorée de carmin.

Note 20, p. 46.

M. Marmy a fait le relevé suivant des inscriptions de dix années, de 1850 à 1859.

Années.	Filles en maison.	Filles isolées.	Total.	OBSERVATIONS.
1850	280	350	630	Ce dénombrement donne, pour dix ans, une moyenne de 818 filles publiques, dont 372 en maison et 446 en chambre ou isolées. Il fait voir aussi quelles fluctuations peut présenter, d'année en année, le nombre des prostituées suivant les circonstances variables que nous avons indiquées dans la première partie de ce rapport.
1851	300	450	750	
1852	540	510	1050	
1853	530	710	1240	
1854	510	650	1160	
1855	350	450	800	
1856	300	300	600	
1857	260	350	610	
1858	300	380	680	
1859	350	310	660	
Total en dix ans.	3720	4460	8180	

Note 21, p. 46.

Ce chiffre minime de 5 à 600 filles inscrites est en disproportion avec la population considérable de Lyon ; c'est qu'à Lyon, comme dans toutes les villes de grandes manufactures, il y a une foule d'ouvrières qui se livrent à la prostitution clandestine et qui ajoutent au misérable fruit de leur travail l'appoint du libertinage.

Note 22, p. 47.

Le dépouillement attentif des feuilles de visite du Bureau des mœurs, pour les années 1864 et 1865, nous a donné les résultats suivants, consignés mois par mois dans ce tableau :

1864	Nombre moyen des filles en maison visitées chaque mois	Nombre des malades.	Nombre moyen des filles en chambre visitées chaque mois	Nombre des malades	Nombre des filles clandestines arrêtées et visitées chaque mois.	Nombre des malades
Janvier	305	18	241	6	59	8
Février	277	14	138	3	59	8
Mars	299	13	202	29	49	8
Avril	269	27	331	11	63	11
Mai	246	15	235	9	50	5
Juin	367	8	224	5	62	9
Juillet	276	9	210	16	64	5
Août	311	7	203	9	42	5
Septembre	261	9	208	13	67	8
Octobre	252	6	202	9	66	7
Novembre	255	12	232	21	65	14
Décembre	272	14	241	14	69	9
Total des moyennes.	3390	152	2766	139	715	97
1865						
Janvier	282	13	280	14	90	9
Février	267	13	273	9	77	13
Mars	277	10	432	8	79	10
Avril	277	13	314	17	94	8
Mai	263	15	280	12	63	12
Juin	233	14	277	12	69	9
Juillet	241	8	280	9	82	10
Août	269	8	264	12	96	15
Septembre	248	7	270	16	120	16
Octobre	266	7	263	14	74	12
Novembre	258	10	281	8	74	14
Décembre	245	4	278	31	67	15
Total des moyennes	3126	122	3492	162	985	143

Si, aux données précédentes, on applique les règles de la statistique médicale, dont M. Jeannel, de Bordeaux, a fourni de si bons modèles, on obtient le tableau suivant :

STATISTIQUE comparative du nombre des filles soumises ou clandestines, du nombre des visites qui leur ont été faites, du nombre de celles qui ont été trouvées malades et de la proportion des malades, soit pour 100 *filles, soit pour* 100 *visites, pendant les années* 1864 *et* 1865 *:*

	Effectif moyen annuel.	Nombre total des visites sanitaires.	Nombre des filles trouvées malades.	Nombre des malades pour 100 filles.	Nombre moyen des filles trouvées malades pour 100 visites.
	ANNÉE 1864.				
Filles en maison	283	10188	152	53, 71	1, 49
Filles en chambre	230	8280	139	60, 44	1, 67
Filles soumises réunies	(*) 513	(**) 18468	291	56. 72	1, 57
Filles clandestines	715	715	97	13, 56	13, 56
TOTAUX	1228	19183	388	»	»
	ANNÉE 1865.				
Filles en maison	260	9316	122	46, 92	1, 30
Filles en chambre	290	10440	162	55, 86	1, 55
Filles soumises réunies	550	19800	284	51, 63	1, 43
Filles clandestines	985	985	143	14, 52	14, 52
TOTAUX	1535	20741	427	»	»

(*) L'effectif moyen annuel est le 12ᵉ de la somme des moyennes de chaque mois : 513 est le douzième de $\frac{3390 + 2766}{12}$

(**) Le nombre des visites est calculé à raison de 3 visites par mois ou 36 visites par an et par femme : $18468 = 513 \times 36$.

Il est intéressant de comparer deux villes comme Bordeaux et Lyon, pour la même année; grâce à une communication obligeante de M. Jeannel, nous pouvons le faire pour l'année 1864 :

ANNÉE 1864.		Effectif moyen annuel.	Nombre total des visites sanitaires.	Nombre des filles trouvées malades.	Nombre des malades pour 100 filles	Nombre moyen des filles trouvées malades pour 100 visites.
Filles soumises réunies.	Lyon....	513	18468	291	56, 72	1, 57
	Bordeaux.	520	26368	381	73, 27	1, 55
Filles clandestines.....	Lyon.....	715	715	97	13, 56	13, 56
	Bordeaux.	1025	1025	209	20, 39	20, 39

On voit que, pour à peu près le même nombre de filles soumises, Bordeaux a donné 90 déclarations de malades de plus que Lyon, c'est-à-dire plus d'un tiers, et que, pour le même nombre de visites, la moyenne des filles reconnues malades a pourtant été la même. Cette différence vient de ce qu'à Bordeaux, les visites sanitaires, sans être plus productives, sont plus nombreuses et amènent, en somme, plus de constatations et préviennent plus de mal. C'est une raison pour rendre, à Lyon, les visites plus fréquentes.

A Bordeaux, ville trois fois moins populeuse que Lyon, la prostitution clandestine paraît mieux surveillée, puisqu'elle a fourni plus de filles à visiter et une proportion plus forte de malades.

Note 23, p. 49.

A Paris, il y a douze médecins : 1 médecin en chef à 3600 fr., 1 médecin en chef adjoint à 2800 fr., 1 médecin ayant, avec le service en commun, les fonctions de secrétaire, à 2800 f., 6 médecins ordinaires à 2400 fr., et 3 médecins suppléants à 1600 fr. Ces trois médecins ne font à tour de rôle que le service des maisons de tolérance et celui du *dépôt* des filles arrêtées ; ils suppléent les médecins absents et les remplacent dans leurs attributions et honoraires au fur et à mesure des extinctions.

A Bordeaux, il y a 4 médecins : 1 médecin en chef à 3000 fr. et 3 autres médecins à 2500 fr. Le service est divisé également entre tous. Le médecin en chef a la surveillance et la responsabilité ; il est seul en rapport avec le préfet.

A Marseille, il y a quatre médecins : deux inspecteurs, un premier et un deuxième adjoint. Le service est partagé également entre tous.

A Bruxelles, il y a trois médecins : 1 médecin *contrôleur* chargé de la direction du service et de la surveillance, et 2 médecins *inspecteurs*, faisant alternativement, l'un le service des filles éparses, et l'autre le service des filles en maison.

A Turin, un médecin inspecteur préside au service médical ; il a sous sa direction les médecins chargés spécialement de la visite des prostituées.

Note 24, p. 49.

A Lyon, il y a 10 médecins pour environ 5 à 600 filles inscrites, tandis qu'à Paris, pour au moins 5,000 filles inscrites, il n'y a que 12 médecins.

A Paris, en 1854, le denombrement des filles publiques inscrites était le suivant :

Filles en maison	1,522
Filles en chambre	3,098
Total des filles inscrites	4,620

Il y avait alors 204 maisons de tolérance dans Paris ; 140 à Paris même et 64 dans la banlieue.

Le nombre des filles publiques dépasse aujourd'hui 5,000.

Note 25, p. 58.

Voici quelques traits du piquant récit d'un voyageur français du XVIe siècle, qui, visitant l'Espagne en 1501, à la suite de Philippe le Beau, roi de Castille, décrit de la sorte « le merveilleux bordeau » de Valence : « Après souper, les deux gentilshommes, en compagnie d'autres de la ville, allèrent voir le lieu des femmes publiques, qui est grand comme une petite ville et fermé à l'entour de murs et de une seule porte. En ce lieu sont trois ou quatre rues pleines de petites maisons, où en chascune a filles bien gorgiasses, vêtues de velours et de satin. Et sont de deux à trois cents filles ; elles ont leurs maisoncelles tendues et accoustrées de bons linges... Il y a deux médecins ordonnés et gagiés à la ville pour chascune semaine visiter les filles, à savoir si elles ont aulcunes maladies, pocques ou autres secrettes, pour les faire vuider du lieu... J'ai cy escript, ajoute le naïf conteur, pour ce que je n'ai ouï parler de mettre telle police en si vil lieu. » (Parent-Duchâtelet, t. II, p. 784.)

Note 26, p. 60.

Des renseignements recueillis sur la fréquence de la visite sanitaire dans 80 villes, tant de la France que de l'étranger, ont donné les résultats suivants :

1° 13 *villes où la visite a lieu* DEUX FOIS PAR SEMAINE : Lille, Douai, Charleroi, Tours, Châteauroux, Chambéry et Montpellier ; — Hambourg, Berlin, La Haye, Bruxelles, Genève et Turin.

2° 42 *villes où la visite a lieu* UNE FOIS PAR SEMAINE : Paris, Orléans, Reims, Bourges, Poitiers, Angers, Nevers, Moulins, Auxerre, Mulhouse, Besançon, Nantes, Brest, Bordeaux, Marseille, etc.; — Copenhague, Amsterdam, Rotterdam, Zurich, Barcelone, Sarragosse.

3° 20 *villes où la visite a lieu* TROIS FOIS PAR MOIS : Lyon, Strasbourg, Dijon, Chalon, Mâcon, Grenoble, Vienne, St-Etienne, Roanne, Bourg, Valence, Nîmes, Valenciennes, Versailles, Fontainebleau, etc.; — Anvers.

4° 5 *villes où la visite a lieu* DEUX FOIS PAR MOIS : Rochefort, La Rochelle, Nantes, St-Quentin, Alger.

Note 27, p. 60.

L'incubation de la *blennorrhagie* est de 3 à 4 jours. Celle du *chancre simple* est en moyenne de 3 à 6 jours. Quand ce chancre se mêle au chancre syphilitique (*chancre mixte*), il induit en erreur. L'incubation n'existe vraiment que pour le *chancre syphilitique*; elle est en moyenne de 25 à 26 jours (ROLLET), de 14 jours (DIDAY), de 31 jours (FOURNIER); cela dépend des statistiques.

Note 28, p. 63.

Les maîtresses de maisons, ni leur sous-maîtresses, ni leurs domestiques, ne sont, *en général*, assujéties à la visite. On admet que, pour conserver leur autorité chez elles, elles ne se livrent pas à la prostitution, et qu'elles seraient déconsidérées aux yeux des filles qui leur obéissent, si elles étaient soumises aux mêmes mesures sanitaires qu'elles. Plusieurs cependant sont inscrites et passent la visite au Bureau des mœurs ou chez elles.

Note 29, p. 65.

Rien n'empêcherait, à Lyon, de pratiquer toutes les visites au Bureau des mœurs ; il suffirait pour éviter l'encombrement et le tumulte, de diviser les filles à visiter en catégories, suivant leurs allures et leurs habitudes, et de les faire venir par groupes peu nombreux, à des jours particuliers et à des heures différentes.

Pour mieux atteindre ce résultat d'ordre et de décence, il faudrait que les locaux du Bureau des mœurs fussent disposés d'une manière plus convenable.

Le cabinet de la visite pourrait être plus petit, mais plus propre et mieux agencé. En se réduisant un peu, il agrandirait la salle d'attente, d'où les filles entassées comme des moutons refluent dans les couloirs et jusque dans la pièce occupée en commun par l'inspecteur et les agents ; au lieu de les troubler par leur présence, elles pourraient s'asseoir et la surveillance serait plus facile.

Une division plus heureuse de l'espace disponible donnerait à l'inspecteur lui-même un cabinet particulier, pour travailler et pour recevoir plus discrètement les personnes qui ont à lui parler d'affaires.

Le mobilier de la visite proprement dite aurait besoin d'être renouvelé. Le lit-fauteuil devrait être fait sur un meilleur modèle ; celui du docteur Denis est plus commode et mieux approprié. Un glossocotache ou abaisseur de la langue pour examiner la bouche ; deux spéculum pleins, de diamètre différent (de 20 et 30 millimètres d'ouverture) et en biseau, toutes conditions qui en rendent l'emploi plus facile et plus sûr ; de longues pinces et une seringue à injection pour les explorations utérines ; ce sont là des instruments indispensables et qui doivent être mis en bon état à la disposition des médecins. Enfin, de l'eau en abondance, des bassins, des éponges, des linges, de la charpie ou du coton sont les accessoires d'usage.

La plupart de ces instruments, dans le cas où les visites continueraient à se faire à domicile pour les filles en maison, devraient être fournis par les maîtresses d'établissement, et toujours tenus par elles dans un état de grande propreté.

Il serait convenable que la visite se fît en silence, que les agents maintinssent la tranquillité dans la salle d'attente, et fissent entrer successivement, sans tumulte, les filles dans le cabinet de visite.

Note 30, p. 66.

Les filles publiques qui se seront rendues exactement aux visites pendant quatre semaines consécutives auront remise entière de la taxe. (Art. 34 du règlement de Bruxelles).

Si la prostituée libre (en chambre) s'est présentée ponctuellement pendant trois mois consécutifs à la visite du Bureau sanitaire, aux jours indiqués, et a satisfait régulièrement à la taxe fixée pour la visite, la somme entière par elle payée dans le troisième mois lui sera restituée. (Art. 75 du règlement de Turin).

Note 31, p. 67.

A Bordeaux, la visite gratuite a lieu le mardi et le mercredi de chaque semaine. A part de rares exceptions, ce sont les filles les plus misérables qui s'y rendent. « Celles qui ont quelques ressources, dit M. Jeannel, se font *un point d'honneur* de venir le jeudi ou le vendredi pour payer la visite 75 c., et enfin les filles qui affectent l'élégance et le ton des classes supérieures, parmi lesquelles se rangent les filles de maisons, viennent payer 2 fr. la visite du samedi. »

« L'expérience, ajoute M. Jeannel, a démontré les bons résultats de ce système. La gratuité des visites sanitaires, principe excellent qui sauvegarde à la fois la santé publique et la dignité de l'Administration, est ainsi proclamée et pratiquée, et en même temps, par un procédé parfaitement approprié aux habitudes comme aux idées des filles publiques, une recette importante se trouve assurée. » Jeannel. *De la prostit. publique*, p. 202.

Note 32, p. 67.

La taxe ne sert pas, comme on pourrait le croire, à rétribuer le personnel attaché au Bureau des mœurs; le traitement des employés de tout ordre est porté, chaque année, au budjet des dépenses par un vote du conseil municipal.

Note 33, p. 68.

M. Potton avait déjà réclamé, en 1857, la fondation d'une œuvre semblable : « Il est une fondation d'utilité publique, essentielle surtout à Lyon, que l'autorité supérieure devrait créer pour la classe ouvrière : C'est une maison ordonnée sur une large base, un atelier de travail, où seraient reçues sur leur désir ou bien envoyées d'office par l'Administration les femmes et les filles mineures que la misère entraîne à leur perte. » (Parent-Duchâtelet, T. 2 p. 459.)

Il existe, il est vrai, l'asile de Sainte-Élisabeth, appelé aussi N.-D. de Compassion; on verra ailleurs si cet établissement religieux répond au but qu'il faut atteindre.

Note 34, p. 68.

Nous apprenons que des *primes* sont allouées sur les fonds de la taxe, aux agents qui se distinguent par leur zèle contre la prostitution clandestine, et que l'entretien du matériel de la visite est payé sur les mêmes ressources.

Note 35, p. 69.

La visite au Dispensaire de Paris dure depuis 10 heures du matin jusqu'à 4 heures du soir. Les médecins font le service en se relevant les uns les autres, après une station qui est d'une heure et demie pour chacun d'eux.

Note 36, p. 72.

Le chancre simple utérin est rare. Il s'accompagne presque toujours de chancres extérieurs de la vulve, particulièrement de la fourchette. Les chancres profonds du vagin sont infiniment plus rares. (Rollet, *Traité des mal. vén.* p. 95. Paris, 1866.)

Note 37, p. 72.

Le nombre d'ulcérations des parois du vagin ou du col de l'utérus, découvertes en 2 ans par 42,000 visites, se réduit à 30; soit 0,71 cas de maladie pour 1,000 visites, ou 2,18 cas de maladie découverts par le spéculum sur 100 cas de maladie vénérienne ayant déterminé l'envoi des filles à l'hôpital.—Jeannel. *De la Prostitut. publique*, p. 223.

Note 38, p. 72.

Les règles, des métrorrhagies habituelles. la grossesse sont des contre-indications à l'emploi du spéculum. Pour graisser les doigts et le spéculum, M. Jeannel conseille de se servir d'huile d'olive aromatisée avec un demi-centième d'essence d'amandes amères. Cette essence annule complètement, dit-il, l'odeur quelquefois repoussante du vagin et la remplace par un parfum agréable.

Note 39, p. 73.

C'est ce qui eut lieu à Bordeaux, entre le médecin en chef de l'hôpital des vénériens et le médecin en chef du dispensaire, jusqu'en 1859, époque à laquelle les deux médecins durent se réunir et se consulter, à l'avenir, pour décider les sorties. — Jeannel, *loc. cit.*, p. 219.

Note 40, p. 78.

Nous donnons ici, *en petit*, un spécimen des feuilles de visite, telles que nous voudrions les voir établies pour répondre aux diverses indications de la statistique.

MODÈLE A. *Feuille de visite des filles de maisons.*

POLICE.
1re DIVISION.

PRÉFECTURE DU RHONE.

SERVICE
DES MŒURS.

État des filles visitées le 186
par M. le docteur *dans les maisons de tolérance.*

RÉSUMÉ NUMÉRIQUE DE LA VISITE DU JOUR

1re circonscription — 8 maisons	NOMBRE DES FILLES.				
	Inscrites pour la visite.	Absentes.	Visitées.	Malades.	Obligées à contre-visite.
Totaux	42	3	39	2	1

Signature du médecin,

DÉTAIL DE LA VISITE

Nom et demeure des maîtresses de maisons	Nombre des filles	Numéro matricule	Nom et prénoms des filles	Observations du médecin

Modèle B. *Feuille de visite des filles au Bureau des mœurs.*

POLICE
1re DIVISION

PRÉFECTURE DU RHONE

SERVICE
DES MOEURS

Etat des filles visitées le 186
par M. le docteur *au Bureau des mœurs.*

RÉSUMÉ NUMÉRIQUE DE LA VISITE DU JOUR

CLASSEMENT DES FILLES.	NOMBRE DES FILLES				
	Inscrites pour la visite.	Absentes.	Visitées	Malades	Obligées à contre-visite
Filles isolées venant à jour fixe	53	7	46	4	2
— soumises, en mutation	13		13	1	2
— clandestines	5		5	3	1
Totaux	71	7	64	8	5

Signature du médecin.

DÉTAIL DE LA VISITE

1°. *Liste des filles isolées qui doivent subir la visite à jour fixe le* *de chaque semaine* (1re et 2e p. de la feuille).

no matricule	Nom et prénoms	Visa du médecin	OBSERVATIONS	
			du médecin	de l'Inspecteur du Bureau des Mœurs

2°. *Liste des filles soumises en mutations* (3e page de la feuille de visite).

no matricule	Nom et prénoms	Visa du médecin	OBSERVATIONS	
			du médecin	de l'Inspecteur du Bureau des Mœurs

3°. *Liste des filles clandestines* (4e page).

no matricule	Nom et prénoms	Visa du médecin	OBSERVATIONS	
			du médecin	de l'Inspecteur du Bureau des Mœurs

Note 41, p. 78.

Ce tableau statistique devrait présenter, chaque année, le résumé de la situation de tout ce qui concerne la prostitution à Lyon. Ne pouvant donner ici le spécimen de ce tableau synoptique, nous pouvons dire au moins, en nous aidant du livre de M. Jeannel, ce qui devrait s'y trouver.

Cette statistique aurait à faire connaître, dans trois divisions principales : 1° le nombre des filles publiques ; 2° le nombre des filles malades ; 3° le nombre des visites, en attribuant successivement aux filles en maison, aux filles en chambre et aux filles clandestines, la part numérique qui leur revient dans le total de chacune des trois divisions.

Dans la *première division*, on pourrait voir, comme corollaire, le rapport du nombre total des prostituées avec le chiffre de la popu - tion générale, ou seulement avec celui de la population féminine de 20 à 30 ans, âge moyen des prostituées.

Dans la *seconde division*, il faudrait pouvoir lire, à côté du nombre total des malades, le chiffre et la proportion des maladies dites blennorrhagiques ou simplement locales, et le chiffre et la proportion des maladies syphilitiques ou infectantes. On devrait y trouver aussi : 1° le rapport du nombre des filles malades au nombre des filles publiques, dans les trois catégories dont celles-ci se composent ; 2° le nombre des journées passées à l'hôpital par l'ensemble des malades, et par suite, la durée moyenne du traitement de chaque malade en particulier.

La *troisième division*, celle des visites, permettrait de savoir combien de visites ont été faites dans l'année ; combien de fois, en moyenne, chaque fille soumise a été visitée par an ; combien de filles ont été reconnues malades par cent visites ; enfin, combien il y a eu d'absences aux visites par cause de maladie, d'insubordination ou de disparition, etc.

Si un semblable dénombrement était fourni chaque année par les hôpitaux militaires et civils, ce qui ne serait pas impossible, et si, grâce à ces moyens de comparaison, on faisait, d'année en année, les rapprochements statistiques nécessaires, on aurait tous les éléments d'une appréciation aussi exacte que possible, non pas tant de ce qui regarde la prostitution, mais surtout de ce qui, sous le rapport des maladies vénériennes, intéresse l'état sanitaire de notre ville, et l'on ne tarderait pas à constater, par cette étude, le résultat progressif des perfectionnements qui auraient été apportés, à Lyon, dans la *police des mœurs*.

Voici la tête d'un tableau de statistique générale qui fera mieux comprendre les détails précédents. Pour nous conformer au format de cette publication, nous avons disposé cette tête de tableau sur trois longueurs qui, dans la feuille synoptique, doivent n'en faire qu'une en se raccordant.

De peur de confusion, nous avons élagué de la seconde division le dénombrement des maladies, soit simplement locales soit infectantes, et leur rapport numérique avec le total des diverses catégories de prostituées, cette classification devant être faite à part, et d'après les mêmes procédés.

(*Voir le tableau à la page suivante.*)

STATISTIQUE DU SERVICE SANITAIRE DE LA PROSTITUTION PUBLIQUE A LYON.

1re DIVISION.

NOMBRE DES FILLES PUBLIQUES.						
ANNÉES.	Filles en maisons.	Filles en chambres.	Filles clandestines arrêtées.	Total de l'effectif de l'année.	Proportion pour 10000 âmes de la population générale.	Proportion pour 1000 femmes de 20 à 30 ans.

2e DIVISION.

NOMBRE DES FILLES DÉCLARÉES MALADES.						
Filles en maisons.	Filles en chambres.	Filles clandestines.	Total des malades envoyées à l'hôpital.	Proportion des malades pour 100 filles	Nombre des journées d'hôpital.	Durée moyenne du traitement.

3e DIVISION.

NOMBRE DES VISITES SANITAIRES.							
Filles en maisons.	Filles en chambres	Filles clandestines	Total des visites de l'année.	Proportion des visites subies par chaque fille pendant l'année.	Proportion des malades pour 100 visites.	Total des absences aux visites par insubordination.	Proportion des absences pour 100 filles.

Note 42, p. 79.

L'utilité de la visite préalable des hommes par les femmes a été reconnue par Aulas en 1762, et par Bourru, docteur régent de la Faculté de Paris,en 1771. Marc (1813) veut qu'on fasse connaître aux prostituées les principaux signes des maladies vénériennes, pour qu'elles n'admettent aucun homme sans l'avoir visité. Ricord (1838) insiste sur la nécessité de cette visite. Diday (1849), formule toute une série de mesures sanitaires pour empêcher les hommes de transmettre la syphilis aux femmes, dans les maisons de tolérance et ailleurs.

Note 43, p. 79.

Tous les auteurs ont admis l'utilité des visites faites aux soldats et aux matelots. Ce n'est pas seulement pendant leur résidence fixe au corps qu'il faudrait leur imposer cette mesure régulière et périodique, en la renouvelant plus qu'on ne le fait aujourd'hui ; elle devrait encore être mise en pratique à chaque mutation de la vie militaire ou de la vie navale : à l'arrivée, au départ, au moment d'un congé, en semestre. A chaque changement de situation, la santé du soldat et du marin devrait être sévèrement contrôlée, pour prévenir la contagion dont ils sont les agents les plus actifs. Rien ne serait plus facile que d'étendre aux matelots de la marine marchande l'obligation qu'on impose aux marins de l'Etat, surtout à leur retour de navigation ; il suffirait d'exiger, avant le débarquement, un certificat de santé délivré par le médecin du bord, ou mieux par un médecin inspecteur commis à cet effet.

Note 44, p. 79.

En Allemagne, selon M. Davila, les ouvriers de quelques grandes manufactures sont visités, chaque mois, par un médecin qui constate s'ils ne présentent pas de maladies contagieuses. (Thèse. Paris, 1853, p. 23.) Ces visites ont été prescrites, à Brest, pour les ateliers de l'Etat. (Lagneau fils, *Annales d'hyg. publ.*, 1856, p. 59.)

Note 45, p. 80.

Les certificats de santé ou patentes nettes de maladies vénériennes, avant le mariage, ont été réclamés par Franck, Marc et Fodéré, qui voyaient, dans le fait de la contagion entre époux, une cause de dissolution du mariage. M. Diday va plus loin ; il pense qu'on pourrait exiger le certificat sanitaire de tout homme désirant être reçu dans les écoles, la magistrature, les administrations, en un mot dans toutes les institutions et fonctions de l'Etat. Il voudrait même qu'on pût le demander à tout individu remplissant une simple prescription de l'ordre civil, comme pour recueillir une succession, porter plainte en justice, prendre un permis de chasse ou un passeport. On avait bien réclamé, au siècle dernier, de faire visiter les étrangers aux frontières, et les voyageurs aux barrières de Paris.

Note 46, p. 80.

Par arrêté du 27 octobre 1847, cité par M. Diday, M. Cunin-Gridaine, ministre du commerce, prescrit d'éloigner de la reproduction les étalons tarés, défectueux, et atteints de maladies contagieuses ou héréditaires. « Espérons, ajoute notre spirituel confrère, que les intérêts de la race chevaline, une fois réglés, on songera peut-être enfin à ceux de l'espèce humaine. »

Note 47, p. 80.

Le certificat de santé pour le mariage, afin de devenir légal, devrait être général et s'appliquer par conséquent aux deux sexes. Or, exiger d'un jeune homme un certificat d'immunité syphilitique, passe encore ; mais demander la même garantie à une jeune fille chaste et pure et certainement préservée de toute atteinte, ne serait-ce pas faire à elle et à sa famille la plus sanglante offense ? Nos mœurs ne comportent pas un tel excès de prudence, et ce que les mœurs ne comportent pas, la loi serait impuissante à le faire accepter.

Note 48, p. 81.

La responsabilité pour la communication des maladies contagieuses entre animaux est inscrite dans le code pénal. L'article 460 punit d'un emprisonnement de 2 à 6 mois et d'une amende de 100 à 500 fr. ceux qui auront laissé leurs bestiaux infectés communiquer avec d'autres ; et l'article 461 dit que si, par le fait de cette communication, il y a eu contagion parmi les autres animaux, les contrevenants aux défenses administratives seront punis d'un emprisonnement de 2 *à* 5 *ans*, et d'une amende de 100 à 1000 fr. Aucune loi analogue n'existe en France pour mettre l'homme à l'abri de la contagion vénérienne.

Note 49, p. 81.

A Berlin, la responsabilité légale atteint ceux ou celles qui ont transmis les maladies vénériennes : « La prostituée, dit le règlement de Berlin (article 10), prise en contravention, sera punie d'un emprisonnement de six mois à un an, peine portée *par la loi* contre ceux qui se rendent sciemment et volontairement coupables de transmission de maladies. (Parent-Duchâtelet, t. II, p. 691.) Le règlement ne dit pas comment on s'y prend pour opérer les confrontations des plaignants et établir la preuve du méfait.

Note 50, p. 81.

On s'est élevé contre la visite des hommes par les femmes. On la croit impraticable, impossible. Cette raison de l'impossibilité présumée des réformes est bien souvent la seule qui empêche d'agir et qui arrête les essais les plus utiles. Cependant, cette visite est beaucoup plus ordinaire qu'on ne pense ; directement ou par voie détournée, elle a lieu dans le plus grand nombre des cas. Aussi, les vieilles filles, qui ont plus d'expérience et qui osent davantage, sont rarement malades ; tandis que les jeunes, plus étourdies ou moins osées, le sont beaucoup plus souvent. Du reste, rien ne coûte de recommander à la police d'insister sur l'utilité de cette visite préventive ; les intéressées en rabattront toujours plus qu'on ne voudra.

Note 51, p. 83.

La responsabilité des maîtresses de maison, pour la santé de leurs filles, a été demandée par Aulas, Bourru, Restif de la Bretonne, Fodéré, Marc, Ricord et Diday. M. Lagneau fils, qui a publié dans les *Annales d'hygiène* (années 1855 et 56) un mémoire très-érudit sur le régime de la prostitution et sur la prophylaxie anti-vénérienne, l'admet aussi et y voit trois avantages principaux : 1° une sécurité presque complète pour ceux qui fréquentent les maisons de tolérance ; 2° la nécessité pour les filles libres et en carte d'offrir, par les soins qu'elles prendraient de leur santé, autant de garanties que les filles de maison ; 3° la diminution du nombre des filles insoumises, qui se verraient délaissées, s'il était établi que les filles soumises offrent plus de sécurité qu'elles. (Lagneau fils, *Ann. d'hyg.*, 1856, p. 256.)

Mais, dit-on, les hommes malades, repoussés des maisons de tolérance par la visite préalable, iront infecter les femmes qui se livrent à la prostitution clandestine et qui, échappant aux mesures d'hygiène publique, répandront d'autant plus la syphilis. Cette objection est fondée ; elle n'ôte rien cependant au devoir de l'Administration, qui est d'assainir par tous les moyens possibles d'abord les établissements qu'elle est chargée de surveiller, quitte à elle d'activer ensuite davantage la recherche des autres sources d'infection.

Note 52, p. 85.

La syphilisation eut des partisans distingués : Sperino (de Turin), Bœck (de Christiania), Auzias-Turenne (de Paris), et Diday (de Lyon). M. Diday publia en 1849, dans la *Gazette méd. de Lyon*, un article sur la vaccination préservatrice de la syphilis constitutionnelle. Il opérait l'inoculation avec le sang pris au voisinage d'accidents tertiaires. M. Auzias-Turenne se servit de diverses sortes de pus virulent, et ne craignit pas d'avancer qu'on pourrait éteindre dans le monde la syphilis par une syphilisation universelle.

L'Académie impériale, saisie de cette question, l'a condamnée comme dangereuse, le 22 août 1852. Voici les conclusions du rapport de Bégin, adoptées par l'Académie : 1° la doctrine de la syphilisation n'est justifiée, dans son application à l'homme sain ou malade, ni par le raisonnement, ni par l'analogie, ni par les expériences sur les animaux, ni par l'observation de prétendus syphilisés naturellement ; 2° son emploi, à titre de prophylaxie contre la syphilis, est une monstruosité qui expose gratuitement aux plus grands périls la santé des personnes qui ont la folie de s'y soumettre ; 3° à titre de traitement des accidents syphilitiques sous toutes les formes, elle ne repose sur aucun fait positif détaillé, authentique, sur aucune statistique comparative, et ce qu'on en connaît d'exact et de constaté, ne témoigne que de son incertitude, de ses difficultés, surtout de ses dangers et des stygmates honteux qu'elle laisse à sa suite.

Note 53, p. 85.

« C'est à l'Angleterre, dit Chapeau, que nous devons un moyen vraiment préservatif de la syphilis. Mais tandis que ce moyen sert à diminuer le nombre des maladies vénériennes, il nuit à la procréation, et mieux eût valu que nous ne l'eussions jamais connu. Mais il est hors de doute que si l'on trouvait un moyen qui, à la propriété de préserver de la syphilss, ne joignît pas le fâcheux inconvénient que nous reprochons à l'invention anglaise, nous ne dussions nous efforcer de le répandre. » (Chapeau. *De la fréquence des maladies vénériennes à Lyon*, p. 21.) — En 1826, un bref du pape condamna cette invention « parce qu'elle entrave les décrets de la Providence, qui a voulu punir ses créatures par où elles avaient péché. »

Note 54, p. 86.

La rapidité de l'absorption que démontrent si bien les effets foudroyants de certains venins organiques, le curare, par exemple, justifie par analogie l'opinion de M. Baumès, et nous nous étonnons que M. Ricord ait pu dire que « à partir du contact contagieux qui a dû le produire, le chancre détruit par la cautérisaton, *avant le cinquième jour de son existence*, ne produisait plus d'accidents consécutifs. » (Ricord, *Lettres sur la syphilis*, p. 180.)

Note 55, p. 86.

Les liquides préservateurs, destinés à être employés en lotions et en injections, soit avant soit après l'acte génital, sont très-nombreux. Les uns sont destinés à empêcher l'absorption, en modifiant ou en isolant les muqueuses (astringents et corps gras) ; les autres ont pour but de détruire le virus, avant qu'il ait pu être absorbé (solutions alcalines et caustiques). M. Lagneau (*Ann. d'hygiène*, 1856, p. 41 et suivantes) a très-bien exposé toutes ces recettes et les raisons physiologiques de leur action ; nous ne pouvons que renvoyer le lecteur à son savant mémoire. Nous nous bornerons ici à donner les formules des préservatifs qui se recommandent par le nom de leurs auteurs et par l'usage qu'on en fait dans quelques villes.

1° *Formule de Bruxelles :*

R. Lessive de soude à 35°...... 1 partie.
Eau .... 20 parties.
M.

2° *Formule de M. Rodet (de Lyon).*

R. Eau distillée.............. 32 grammes.
Perchlorure de fer .... }
Acide citrique .... } ââ 4 gram.
Acide chlorhydrique .... }
M.

« Les expériences que j'ai faites, dit M. Rodet, pour déterminer la limite du temps pendant lequel la préservation des points inoculés peut être obtenue, m'ont appris que cette limite se trouve entre huit et douze heures après l'insertion du virus et qu'après cette limite la préservation est incertaine ou incomplète. » (Rodet. *Des mesures d'hygiène publique contre la propagation du virus syphilitique*, p. 13.)

3° *Formule de M. Jeannel :*

R. Alun cristallisé...........	1500 gr.
Sulfate de protoxyde de fer.. } Sulfate de cuivre.......... }	100 gr.
Alcool aromatique composé...	60 gr.
Eau commune...........	100 litres.
M.	

Les sels mélangés sont suspendus dans un sac de toile, à la surface de l'eau : au bout de deux heures, la dissolution étant achevée, on ajoute l'alcoolé aromatique et on agite avec un bâton. Voici la formule de l'alcoolé aromatique :

R. Alcool à 35°.........	800	grammes.
Essence de citron.....	30	—
— de néroli......	20	—
— de menthe..... } — de lavande..... }	25	—
— d'amande amère } — de cannelle.... }	10	—
M.		

Le mode général d'emploi de tous ces liquides, c'est le lavage répété des organes, aussitôt après qu'on s'est exposé à contracter la maladie. Il est entendu que ces préservatifs doivent porter une étiquette indiquant qu'ils son destinés à L'USAGE EXTERNE, et qu'il serait dangereux d'en boire.

Note 56, p. 90.

Le rapport fait au Conseil d'hygiène publique et de salubrité du département du Rhône, sur les moyens de prévenir la contagion de la syphilis entre les ouvriers verriers, est du 28 juin 1865. Ce rapport, présenté au Conseil par une commission composée de MM.

Arthaud, Rollet et Tavernier, rapporteur, se termine par les conclusions suivantes :

1° Les ouvriers verriers, dans leurs rapports comme *souffleurs*, sont particulièrement sujets à contracter la syphilis; un seul peut contagionner plusieurs de ses camarades, et ceux-ci leurs familles. D'autres maladies sont susceptibles d'être transmises de la même manière ;

2° Il serait opportun que, dans les ateliers, ils fussent incessamment avertis du danger auquel ils sont exposés, comme aussi de la responsabilité qu'ils encourent;

3° De leur rappeler les articles 1382, 1383 et 1384 du code Napoléon, en vertu desquels non-seulement les ouvriers qui pourraient donner la maladie, mais encore les maîtres qui emploient sans précautions lesdits ouvriers, sont responsables du dommage causé;

4° De leur conseiller des visites auxquelles seraient soumis tous les ouvriers soupçonnés d'avoir quelque lésion contagieuse ou présumée telle;

5° De leur recommander surtout l'*embout Chassagny* ;

6° De leur faire observer qu'ainsi avertis, leur responsabilté, dans le cas où les précautions n'auraient pas été prises, se trouverait bien plus gravement engagée qu'à l'époque où ils ignoraient, comme tout le monde, le danger qu'on leur signale ;

7° Si ces vues sont adoptées par l'Administration, le Conseil d'hygiène pourra rédiger l'instruction et l'avis, qui devront rester toujours affichés dans les verreries.

Ces conclusions, approuvées par le Conseil, l'ont été aussi par l'Administration supérieure. L'instruction et l'avis mentionnés dans la dernière conclusion, ont été rédigés et affichés dans les verreries. Mais nous croyons savoir que les résultats n'ont pas encore pleinement répondu à l'attente de l'Administration; les visites sanitaires n'ont pu s'établir régulièrement, et l'usage de l'embout Chassagny, si utile et si facile à employer, n'a pu encore triompher de la routine et passer dans la pratique.

Note 57, p. 91.

Les bureaux de nourrices sont placés sous la surveillance de l'Administration supérieure. Le règlement qui leur est imposé contient les prescriptions les plus sages et les mieux faites pour mériter la confiance des familles. Le docteur Dulin, officiellement attaché au Bureau central de placement des nourrices, en surveille toutes les opératiens où la médecine doit intervenir. Il a récemment publié sur ce sujet un petit opuscule qui témoigne du zèle et de l'intérêt avec lesquels il s'acquitte des fonctions importantes qui lui sont dévolues.

Note 58, p. 91.

En 1774, la Faculté de médecine de Paris, pour prévenir l'infection des nourrices, proposa d'imposer aux accoucheurs et aux sages-femmes l'obligation de désigner les enfants affectés de syphilis et de leur attacher au bras, avant de les livrer aux nourrices, un billet qui indiquerait l'état de la mère, ainsi que les mœurs des parents. (Lagneau, *Annales d'hygiène*, 1856, p. 268.)

Note 59, p. 93.

Dans l'épidémie vaccino-syphilitique de Rivalta, en 1861, sur 63 enfants vaccinés, 46 ont été plus ou moins atteints de symptômes syphilitiques (Rollet, *Traité des maladies vénériennes*, 1866, p. 624). A Paris, à la vaccination publique de l'Académie de médecine, dix faits de contagion de syphilis dans la même séance ont été constatés et ont confirmé les craintes qui s'étaient fait jour quelque temps auparavant dans une discussion académique des plus importantes (*De la syphilis vaccinale, communication à l'Académie de médecine*, 1865). C'est à la suite de cette épidémie que l'Académie de médecine a obtenu du ministre de l'agriculture, du commerce et des travaux publics, un crédit de 6,000 fr., pour l'expérimentation du système de la vaccination directe par le vaccin de la vache.

De même, après l'épidémie de Rivalta, le ministre Ricasoli adressa à tous les préfets du royaume d'Italie une circulaire (23 décembre 1861) pour qu'à l'avenir la vaccination publique fût partout surveillée et faite avec des précautions propres à prévenir de nouveaux accidents.

Note 60, p. 93.

Dans le bouton de vaccine d'un enfant affecté de syphilis, le virus vaccinal coexiste avec le virus syphilitique, et ces deux virus peuvent agir isolément dans l'inoculation. Les recherches de M. Rollet et de M. Viennois ont démontré que parmi les enfants vaccinés avec un vaccin pris dans ces conditions, les uns ne reçoivent que la vaccine et les autres reçoivent en même temps la syphilis, et qu'alors les deux maladies coexistantes suivent chacune une évolution distincte. Le sang mêlé au vaccin paraît être le véhicule principal de la syphilis, bien qu'on ne puisse dire si d'autres humeurs, la lymphe et le pus, par exemple, ne peuvent pas être aussi les intermédiaires de la contagion. Ce qui vient à l'appui de cette théorie, c'est l'inoculation du virus vaccino-syphilitique à la vache, qui ne produit jamais que la vaccine ; la syphilis ne se transmettant jamais de l'homme aux animaux. Dans ce cas, l'organisme animal est comme un crible qui sépare le vaccin de tout alliage. Mais, dans la pratique, l'impossibilité de faire la séparation certaine des deux virus, fait une règle absolue de ne jamais se servir d'un vaccin suspect pour opérer la vaccination.

Note 61, p. 94.

Ces expériences, entreprises pour découvrir, par des recherches sur les diverses éruptions varioliques des races bovines et équines, l'origine de la vaccine dans une transformation de la variole, démontrèrent l'identité propre et distincte du virus vaccin et ses avantages sur le virus variolique comme moyen de prophylaxie. Elles furent récompensées par l'Institut, qui décerna à l'auteur un prix de 1,500 fr. Mais il était réservé à M. Chauveau de trouver la véritable récompense de ses beaux travaux dans la découverte même de la production artificielle du vrai cowpox. C'est cette découverte que l'habile expérimentateur a fait connaître à la Société de médecine, dans sa séance du 16 avril dernier, en annonçant que l'injection du virus vaccin de l'homme, faite par lui dans les vaisseaux lymphatiques du cheval, avait produit l'exanthème caractéristique du horse-pox. Ainsi se trouve résolue la grande question de l'origine du vaccin, et en même temps celle de l'origine des maladies virulentes, par des germes dont la transmission méconnue ou ignorée faisait admettre le développement spontané de ces maladies. La découverte de M. Chauveau est d'une extrême importance par les résultats physiologiques et pratiques qu'elle doit fournir à la science.

Note 62, p. 95.

M. Husson annonce, dans le *Compte moral de l'Assistance publique pour* 1864, qu'il a pris des mesures, avec le concours de M. Lanoix, pour assurer sur une vaste échelle le service des vaccinations et des revaccinations dans les hôpitaux, au moyen du cowpox que ce médecin recueille sur des génisses inoculées, et qu'il s'est offert de fournir régulièrement.

Note 63, p. 102.

Statistique des lits pour les vénériens à l'Antiquaille.

Service des hommes :

Lits	Gratuits............	61	92
	Payants............	31	

Service des femmes :

Lits gratuits	Filles publiques.....	100	172
	Femmes libres......	72	

Service des nourrices :

Lits gratuits	Lits.............	8	16
	Berceaux..........	8	

Service des enfants (crèche) :

Berceaux gratuits....................	36	36
		316

Note 64, p. 102.

Statistique des vénériens traités à l'Antiquaille depuis 1830 jusqu'à 1864.

(Extrait des comptes-rendus de l'Administration des hôpitaux.)

Années.	Hommes.	Femmes.	Années.	Hommes.	Femmes.
1830	303	462	1840	618	787
1831	280	585	1841	593	729
1832	206	619	1842	585	669
1833	238	505	1843	567	668
1834	316	553	1844	550	667
1835	323	527	1845	511	593
1836	337	504	1846	417	700
1837	349	443	1847	587	928
1833	426	417	1848	821	1112
1839	475	321	1849	831	1190
10 ans.	3253	5136	10 ans	6080	8043
Années.	**Hommes.**	**Femmes.**	**Années.**	**Hommes.**	**Femmes.**
1850	739	1004	1860	983	697
1851	716	859	1861	968	885
1852	785	704	1862	975	862
1853	893	701	1863	913	795
1854	852	842	1864	858	712
1855	965	783			
1856	1123	906			
1857	1114	832			
1858	1076	751			
1859	952	656			
10 ans.	9205	8038	5 ans.	4697	3951

RÉCAPITULATION. des malades des deux sexes par série décennale.		Total.	Moyenne par année.
	1re série	8,389	838,9
	2e série	14,129	1412,9
	3e série	17,243	1724,3
	4e série	8648	1729,6
		48,409	1383,1

Note 65, p. 103.

Statistique des lits pour les vénériens dans les hôpitaux de Paris en 1864.

Hôpital du Midi (hommes)	336 lits.
Hôpital de Lourcine (femmes libres)........	276 lits.
Maison de St-Lazare (filles publiques vénér.)..	193 lits.
Total :	805 lits.

Note 66, p. 103.

Comparaison entre Paris et Lyon sous le rapport des secours publics donnés aux vénériens dans les hôpitaux en 1864.

1864.	HOMMES.		FEMMES LIBRES.		FILLES PUBLIQUES.	
	Nombre des lits.	Nombre des malades	Nombre des lits	Nombre des malades	Nombre des lits	Nombre des malades
Paris...	336	3868	276	1466	193	1160*
Lyon ..	92	858	144	209	100	503

* Le chiffre exact de 1864 nous faisant défaut, nous adoptons comme terme de comparaison celui de 1854, qui est de 1160.

Note 67, p. 104.

« Il est évident, dit de Polinière, que l'un des moyens propres à combattre la propagation de la syphilis, consiste à disposer de locaux assez vastes pour que tous les malades des deux sexes puissent y être admis d'une manière facile, prompte et sans jamais essuyer de refus. Or, à Lyon, ces refus ou ajournements étant chaque jour le résultat obligé de l'insuffisance des locaux ou des lits, on conçoit comment la propagation du fléau multiplie les victimes. Il est donc à souhaiter que les secours se trouvent en rapport avec les besoins. Ce n'est qu'à ce prix qu'ils auront l'efficacité réclamée par l'hygiène publique et une Administration vigilante..... Nous pouvons ajouter que ce nouvel hôpital de femmes vénériennes est devenu une nécessité en présence de l'accroissement considérable de l'agglomération lyonnaise, d'une nombreuse garnison permanente et de cette quantité de voyageurs qui affluent et se succèdent incessamment dans nos murs. » (*Compte moral des hôpitaux civils de Lyon pour* 1852. *p.* 46.)

Note 68, p. 105.

Statistique des vénériens traités par le Dispensaire spécial.

Années.	Hommes.	Femmes.	Totaux.
1862	770	248	1018
1863	800	262	1062
1864	643	218	861
1865	811	273	1084
En 4 ans.	3024	1001	4025

Observations. — La moyenne des malades traités par année est de 1,000 environ. On voit qu'il se présente, en général, un tiers de femmes et deux tiers d'hommes.

Les consultations ont lieu au Dispensaire, rue Sala, 3, à trois heures, le lundi et le vendredi pour les hommes, et le samedi pour les femmes. — Le Dispensaire reçoit de la ville une subvention de 2,000 fr. — Les remèdes sont fournis gratuitement par les hôpitaux. — M. Gubian fils, médecin du Dispensaire, fait chaque année un compte-rendu du service. C'est dans ces comptes-rendus très-bien faits et très-intéressants, que nous avons puisé les renseignements qui précèdent. Nous y voyons encore (*Compte-rendu de* 1864, p. 19) « qu'un nombre minime d'affections contractées dans les rapports avec les filles publiques se présente aux consultations. La maladie provient le plus souvent de filles libres et non soumises, et bien fréquemment aussi de femmes mariées. » C'est à la Guillotière et aux Brotteaux que les malades qui s'adressent au Dispensaire, prennent le plus souvent leur mal. En 1865, sur 810 vénériens, soixante seulement ont contracté leurs maladies dans les maisons de tolérance.

Note 69, p. 105.

Il entre annuellement, à l'Hôtel-Dieu de Lyon, un nombre indéterminé de vénériens, qu'on peut estimer à 2 ou à 300 et qui ne compte pas dans le dénombrement ci-dessus indiqué. Ces vénériens que le règlement exclut de l'hôpital général, sont admis pour des maladies autres que la syphilis, et reçoivent de cette manière un traitement spécial.

Note 70, p. 107.

On a vu, plusieurs fois, des jeunes filles, non encore tout à fait perverties, mais entrées à l'Antiquaille pour un accident d'inconduite, en sortir entièrement perdues de mœurs et avec des allures et un langage qui montraient trop bien quelles leçons elles y avaient reçues.

Note 71, p. 108.

Cet ouvroir, qu'on pourrait comparer à une salle d'asile, et qui serait surtout destiné à recevoir, au jour le jour, les filles sans ressources tentées de mal faire, devrait différer, par ses moyens d'action comme par sont but, des maisons religieuses, telles que Notre-Dame de Compassion et Saint-Michel, où les recluses sont soumises à une règle sévère.

On sait que l'asile de Notre-Dame de Compassion ou de Saint-Elisabeth a été fondé par l'ancienne Administration de l'hospice de l'Antiquaille, qui en a plus tard abandonné la propriété et la direction à une communauté religieuse. Cet asile, situé dans le voisinage de l'Antiquaille, contient **115** à **120** lits. Il reçoit directement et de droit toutes les filles publiques sorties guéries de l'hospice et qui veulent tenter une conversion. Le nombre de ces filles est approximativement de 30 à 40 par an. Bien peu persévèrent dans leurs bonnes résolutions ; presque toutes retournent à leur ancien métier.

Le pénitentier de Saint-Michel situé aux portes de Saint-Irénée, est un établissement qui reçoit les jeunes filles mineures dont les familles ne peuvent rien faire, et celles dont l'inconduite rend indispensable la claustration, soit par décision judiciaire, soit sur la demande des parents, qui, alors, payent pension pour leurs enfants.

Dans ces deux maisons, le travail et la prière remplissent tous les instants, et les pratiques de dévotion, si peu habituelles à la classe de filles qu'on veut réformer, ne contribuent pas peu, nous a-t-on dit, à éloigner de ces asiles toutes celles qu'une vocation énergique ou la force n'y retiennent pas.

C'est un inconvénient qu'un ouvroir public devrait éviter.

Sans exclure la tenue sévère, la décence la plus complète, et une instruction religieuse et morale appropriées à ses hôtes quotidiens et a peu nomades, l'Ouvroir aurait surtout pour but de ramener au bien par le travail, et de venir en aide aux pauvres délaissées autant que de les moraliser. Libres d'entrer et de sortir quand elles voudraient, il faudrait que les réfugiées ne fussent retenues dans l'intérieur de l'asile que par leur intérêt bien entendu et la sécurité de leur existence physique et morale.

Une partie de la taxe des maisons publiques et le produit du travail serviraient à entretenir cet établissement de régénération et de bienfaisance.

« Il existe, à Lyon, une œuvre en projet et qui se nomme œuvre de l'Asile pour les personnes qui sont sans-abri et sans ouvrage. Il ne pourra servir aux vagabonds volontaires, à ces individus qui refusent tout travail, pour vivre aux dépens d'autrui. Il ne s'ouvrira que deux nuits de suite, au plus, au même individu ; mais l'Administration de l'OEuvre procurera aux travailleurs honnêtes une occupation qui leur permettra de gagner leur vie et d'éviter le tribunal correctionnel.

Pour les femmes, un asile contigu, mais sans aucune communication avec le local occupé par les hommes, sera destiné aux pauvres filles, qui ne savent parfois où aller demander une abri et, qui faute d'une maison hospitalières, deviennent facilement la proie du vice. Toutes y trouveront un atelier dirigé par des femmes dévouées, dont la sollicitude aura également pour objet de leur procurer une place sûre ou l'entrée dans de bons ateliers.

Les asiles ne sont pas une conception nouvelle; il en existe déjà dans plusieurs villes, où ils rendent les plus grands services. L'OEuvre qui s'établit à Lyon est fondée sous l'inspiration de la plus fraternelle et évangélique charité, du plus complet désintéressement. Ce même esprit guidera les personnes chargées d'y maintenir le bon ordre et une propreté irréprochable. » (*Salut Public*, 16 juin 1866.)

Le projet ci-dessus mérite de trouver un appui auprès de toutes les personnes généreuses. Il réalisera, s'il s'accomplit, la pensée qui fait l'objet de cette note et qui s'est rencontrée dans l'esprit de beaucoup de moralistes et de philanthropes.

Note 72, p. 109.

Le déficit que la ville était obligé de couvrir, dans les recettes des hôpitaux, était de 150,000 fr. en 1854; il atteignit 277,000 fr. en 1855. Aujourd'hui le budget des hospices, non seulement n'a plus besoin de cette subvention, mais ses recettes qui n'étaient en 1854 que de 1,680,000 francs, s'élèvent aujourd'hui à 2,741,000 francs. Il est vrai de dire qu'un nouvel hôpital a été élevé à la Croix-Rousse, qu'on a agrandi les anciens hôpitaux et que l'Administration qui, il y a dix ans, ne servait que 1,200,000 journées de malades, en a servi, en 1864, 1,700,000. Malgré cet accroissement de dépenses, nous voyons, par le compte-rendu de 1864, que l'excédant des recettes sur les dépenses de l'année a été de 245,000 fr.

Note 73, p. 109.

Le rapport médical de l'armée, que publie chaque année le Conseil de santé, fournit les renseignements suivants pour 1864 :

Sur un effectif de 347,000 hommes, il y a eu 37,000 vénériens qui ont fait 1,100,000 journées de maladies; nous négligeons les chiffres au-dessous de 1.000. Si, à ces 37,000 hommes de troupe de terre, on ajoute seulement le quart de ce nombre pour les troupes de mer, on arrive à un total de 46,000 hommes de notre armée qui, en 1864, ont passé par les hôpitaux pour cause spéciale ; et en admettant que les marins restent à l'hôpital le même temps par maladie que les soldats, on voit que près de 1,400,000 journées de service actif, ont été absorbées, en une seule année, par la maladie vénérienne. Ce chiffre énorme donne la mesure de la perte des forces vives qu'éprouve la société, par le seul fait de la syphilis, et de l'importance de remédier à un pareil déficit.

Note 74, p. 111.

La nécessité des mesures générales contre la propagation des maladies vénériennes, et en particulier de la syphilis, a été reconnue par tous les auteurs qui ont examiné le problème de l'extinction de ces maladies.

Parent-Duchâtelet, dans des pages éloquentes, compare la peste à la syphilis et s'indigne que la plus dangereuse de ces deux maladies (la syphilis) ne soit l'objet d'aucune attention de la part des gouvernements. « Des millions, s'écrie-t-il, des millions sont dépensés tous les ans, depuis plus d'un siècle, pour la peste, qui n'a pas dépeuplé Constantinople, où elle règne en permanence; pour la fièvre jaune, qui n'a pas empêché l'accroissement prodigieux des villes d'Amérique ! Et rien pour détruire ou pour arrêter les progrès de la plus grave et de la plus effroyable des pestes, qui depuis trois siècles réside parmi nous. Voilà ce qui ne peut se comprendre, et ce qui excitera l'étonnement de nos enfants, qui ne pourront se rendre compte d'une pareille abberration... » (Parent-Duchâtelet t. 2, p. 605.)

Lallemand n'est pas moins pressant et explicite : « Il ne suffit pas, dit-il, que, dans Paris et dans quelques grandes villes, on reçoive sans difficulté les vénériens des deux sexes et de tous les pays : cette mesure philanthropique a évidemment besoin d'être généralisée pour atteindre le but ; or, rien ne serait plus facile dans un pays où la centralisation n'a pas de bornes. » (Lallemand, *Des pertes séminales involontaires*, t. 3, p. 509.)

Enfin, M. Michel Lévy, dont les opinions en hygiène publique font autorité, ne craint pas d'affirmer que « l'extirpation de cette lèpre de nos jours qu'on appelle la syphilis, n'est pas au-dessus du pouvoir des Etats. » Et, résumant les opinions de ses devanciers, il continue en ces termes dans un fragment que nous reproduisons tout entier :

« La séquestration et les léproseries ont fait justice du fléau de la lèpre ancienne; la peste est l'objet d'un vaste et dispendieux appareil de préservation; tous les gouvernements font des sacrifices pour étouffer les germes de la variole : or, la syphilis fait plus de mal que toutes ces maladies ensemble, elle détériore sourdement les générations ; sa contagion est plus évidente que celle de la peste : pourquoi ne lui oppose-t-on pas dans tous les pays les mêmes barrières, les mêmes moyens d'extinction ? Telle est l'espèce humaine ; la foudre des épidémies insolites qui passent sur sa tête comme le nuage électrique, l'étourdit et la frappe de terreur ; elle s'évertue inutilement à en prévenir le retour, tandis qu'elle se familiarise avec les pestes lentes et continues qu'elle porte dans son flanc, et dont elle subit le ravage héréditaire avec la même patience que la succession des phénomènes météoriques. A Paris et dans quelques grandes villes, les vénériens des deux sexes obtiennent dans des établissements spéciaux les soins qui leur sont nécessaires ; il n'en est pas de même dans les autres villes et localités ; là une sorte de réprobation poursuit encore ceux qui ont commis le péché de la chair ; les règlements des administrations hospitalières gardent la trace des rigueurs que l'exaltation des principes de chasteté chrétienne suggerait dans le moyen âge contre les individus atteints de maladies *honteuses* ; les corporations religieuses qui desservent les hôpitaux conservent la tradition d'une sainte horreur pour ce genre d'affection ; beaucoup d'administrateurs s'imaginent que la crainte du mal physique sert de frein à la débauche : dans ces villes, on fait peu pour empêcher la propagation de la syphilis ; on laisse les filles infectées se traiter à domicile, ou bien on les expulse sans pitié du territoire de la commune ou du département, comme si dans l'un et l'autre cas elles cesssaient un seul jour de répandre la contagion. Quand des règlements absolus ne s'opposent point à ce que ces maladies soient traitées dans les hôpitaux, on n'y reçoit que des vénériens de la localité ; de pauvres ouvriers sont forcés de se traîner sur les routes, d'aller porter leur honte dans leurs foyers domestiques, ou de s'exposer, par la continuation de leurs travaux, à des accidents consécutifs qui ont souvent pour effet de les rendre impotents, et de les faire retomber à la charge de la société. Les moyens de préservation, de séquestration et de traitement des maladies vénériennes doivent être organisés d'une manière uniforme sur toute l'étendue de la France, et, s'il se peut, de l'Europe, mais non plus livrés au caprice des administrations locales et à la merci des préventions d'un autre temps ; c'est un vœu que Lallemand a fortement exprimé, et dont l'exécution, facile dans ce pays d'énergique centralisation, ferait époque dans les annales de l'hygiène publique et de l'humanité. » (Michel Lévy, *Hygiène publique et privée.* T. 2, p. 609, Paris, 1845.)

TABLE

www.ingramcontent.com/pod-product-compliance
Ingram Content Group UK Ltd.
Pitfield, Milton Keynes, MK11 3LW, UK
UKHW022056190726
13855UKWH00002B/516

9 782013 074520